생명의 시작과 끝을 마주하는 과학적 탐구

처음 의학

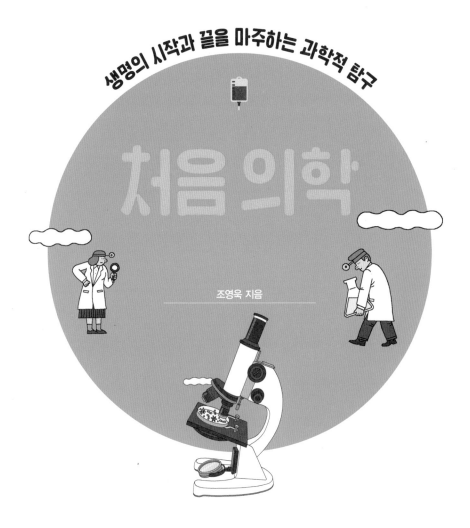

생명의 시작과 끝을 마주하는 과학적 탐구

처음 의학

조영욱 지음

봄마중

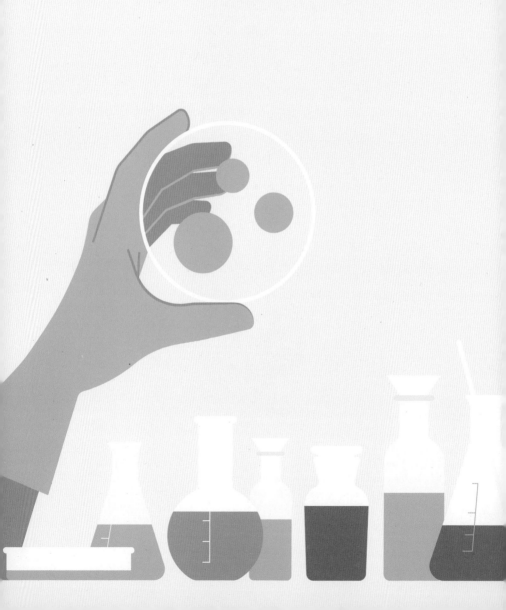

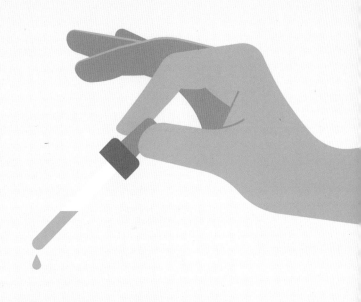

모든 환자의 내면에는 자신만의 의사가 있다.

_알베르트 슈바이처(Albert Schweitzer, 프랑스 의사 1875~1965)

병을 낫게 하는 것은 자연이다.

_히포크라테스(Hippocratēs, 그리스 의학자 B.C 460년경)

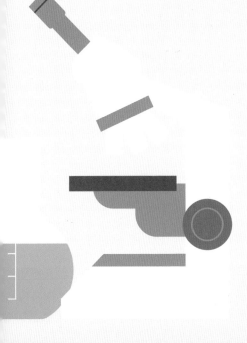

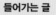

탄생에서 죽음까지 함께하는 의학

우리 대부분은 산부인과 병원에서 태어난다. 그 순간을 기억할 수 있다면 눈을 뜨고 처음 본 것이 분만실의 여러 의료기기와 자신을 받아준 의사의 모습일 것이다.

어린 시절에는 종종 감기에 걸리거나 다쳐서 병원 소아과를 방문해 의사의 진찰을 받고 어른이 되어서도 정기검진을 받거나 어딘가 아프거나 불편할 때 치료 받기 위해 병원을 방문한다. 물론 수술 등으로 입원하는 경우도 있다.

평생 아프지 않고 다치지도 않아 한 번도 병원에 가지 않은 사람이 있을까? 아마도 없을 것이다. 그런 의미에서 우리를 치료해

주는 의사라는 직업은 꼭 필요하고 중요하며, 진료시설이 잘 갖춰진 병원은 필수적이며, 의학 지식과 기술을 다루는 의학은 매우 의미 있는 학문이다.

그렇다면 의학이라는 학문은 언제 생겼고 어떻게 발달해 왔을까? 세계 최초의 의사는 누구일까? 의과대학은 언제 처음 만들어졌을까? 우리나라에는 언제부터 의학이 전파되었을까? 환자를 치료하는 병원이라는 시설은 언제 처음 설립되었을까? 의과대학이 가장 많은 나라는 어느 나라일까? 의과대학에서는 6년 동안 어떤 공부를 할까? 의과대학을 졸업하면 모두 의사가 될까? 아니면 다른 직업을 가질 수도 있을까? 의학이 발달한 미래에는 질병의 진단과 치료가 어떻게 바뀔까?

의학에 관심 있는 많은 청소년들은 이런 궁금증을 가지고 있을 것이다.《처음 의학》은 의사로서 환자를 진료했던 경험과, 의과대학 교수로서 연구와 교육을 담당하면서 익힌 지식 그리고 의학 분야에 관심이 있는 청소년에게 강의하면서 느꼈던 생각을 바탕으로 이런 질문에 답하고자 노력한 결과물이다.

책의 뒷부분에는 의과대학에 입학해 의사가 되려는 청소년들을 위해 진로 선택의 가이드가 될 만한 내용도 담았다. 의과대학

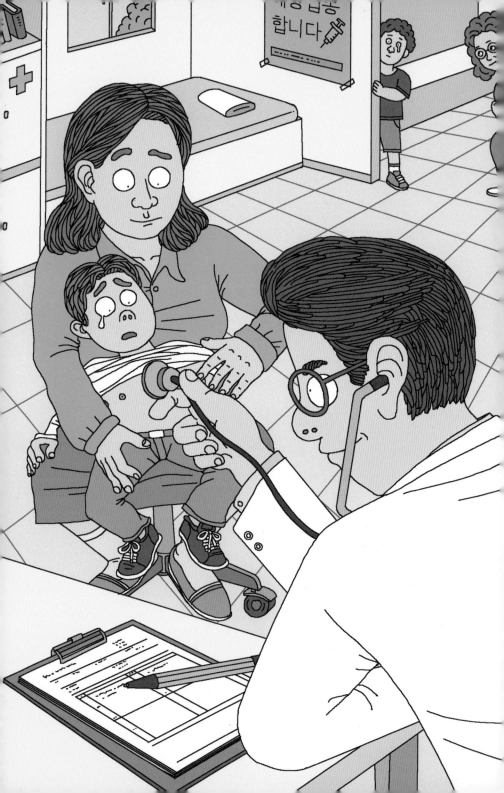

에 입학하기 위해서는 어떤 적성과 능력이 필요한지, 어느 정도 공부해야 하는지, 공부를 효율적으로 할 수 있는 방법은 무엇인지도 정리해 두었다. 특히 뇌과학적 관점에서 공부법을 다루었으므로 도움이 될 것이다.

　모쪼록 이 책이 진로를 찾는 청소년들에게 좋은 지침서가 되기를 기대해 본다.

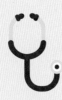
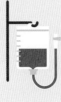

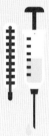

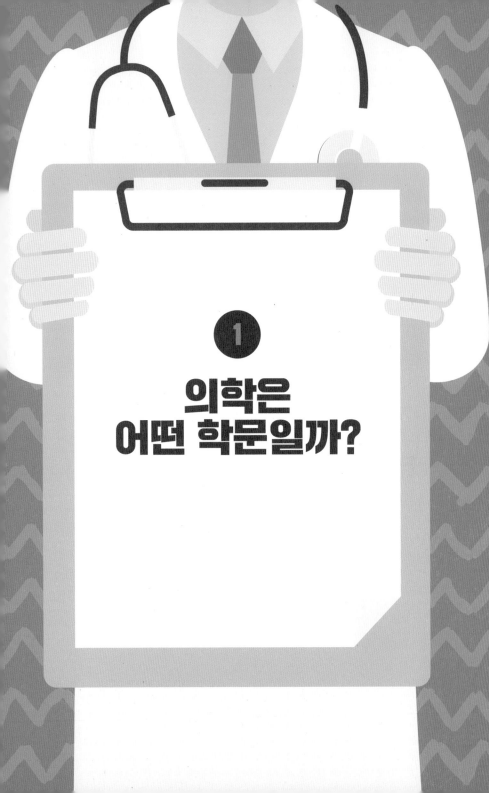

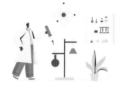

우주의 역사는 138억 년이고, 지구와 태양은 45억 년 전쯤 만들어졌다. 지구에 최초의 생명체가 나타난 것은 35억 년쯤 전이며, 이후 바이러스나 세균 같은 미생물들이 생겨났다. 최초의 육지 식물과 동물이 나타난 것은 한참 뒤인 3억 년에서 5억 년 전쯤이다.

그렇다면 사람의 조상은 언제쯤 나타났을까? 사람과 원숭이의 공통 조상은 350만 년 전쯤 나타났고, 현생인류, 즉 호모사피엔스Homo sapiens는 약 20만 년에서 40만 년 전에 나타났다.

요즘 세계적으로 대유행 중인 코로나19 감염병을 일으킨 코로나바이러스와 같은 바이러스는 크기가 0.1마이크로미터μm 정도로 아주 작아서, 우리가 호흡할 때 코와 입을 거쳐 폐로 들어가 폐렴을 일으킨다. 혈액으로도 쉽게 들어가서 뇌를 비롯해 온몸으로 퍼지기도 한다.

수십만 년 전에 살았던 인류의 조상도 이미 지구에 살고 있던 수많은 바이러스에 수시로 감염되었을 것이다. 목이 따갑고 콧물이 나오는 가벼운 감기는 물론, 아주 심한 열과 근육통이 생기는 독감도 있었을 것이다. 당시에는 이런 증상이 왜 나타나는지 몰랐을 것이므로 그냥 두고 보기만 했을 것이다. 열 때문에 추위를 느끼면 무언가로 몸을 덮으면서 저절로 낫기만을 기다렸을 것이다. 건강한 사람이라면 1~2주 안에 대부분 회복했겠지만 그렇지 못한 약한 노인이나 어린아이는 바이러스 감염만으로도 목숨을 잃었을 것이다.

지금 생각하면 이런 행동이 어이없는 대처라 여길 수 있지만 의학의 개념과 지식이 없고, 의사도 없던 과거에는 그냥 자연의 흐름에 목숨을 맡기고 기다리는 것이 당연한 일이었다.

감염병만이 아니었다. 인류의 생명을 위태롭게 만든 것은 신체적인 손상도 있었다. 특히 수렵시대에는 사냥을 하면서 수없이 다치기도 했고 동물에게 공격을 받아 심한 상처를 입는 경우도 많았다. 약간 다친 경우라면 어느 정도 피를 흘린 후 저절로 지혈되는 우리 몸의 신비함으로 문제가 없지만, 상처가 심하면 과다

출혈로 목숨을 잃을 수 있었다. 물론 당시에도 주변에 있는 풀을 이용해 출혈을 멈추게 하는 방법을 알고 있는 이들도 있었다. 인류의 조상들은 이런 경험을 후손에게 전달했고 경험이 누적되면서 전통 의학이 시작되었다. 이런 전통 의학의 꾸준한 발전은 현대의학의 약물치료로 이어지게 된 것이다.

또 사냥이나 부족 간의 싸움에서 팔과 다리의 뼈가 부러지는 경우도 많았다. 처음에는 뼈가 부러져 팔다리를 못 쓰게 되면 그냥 시간이 지나면서 저절로 뼈가 붙기를 기다렸다. 그런데 뼈가 붙기는 했으나 모양이 변하거나 팔다리의 움직임이 이상하게 바뀌는 것을 경험하면서 부러진 뼈를 그대로 두지 않고 나무 등으로 묶어 고정해 주어야 원래의 모양과 기능으로 회복된다는 것을 깨닫게 되었다.

복부 등에 상처가 심한 경우에는 출혈을 멈추기 위해 손상된 복부 조직과 피부를 무엇인가로 덮어주기 시작했고 심지어는 가는 나무줄기를 실처럼 이용해 꿰매 주면 잘 낫는다는 것도 알게 되었다. 이런 경험은 현대의학의 외과 수술로 발달하게 되었다.

의학은 한자로는 醫學, 영어로는 medicine이다. 의학을 정의해 보면, 사람들에게 생기는 여러 가지 질병을 진단diagnosis하고 치료treatment하며, 병이 생기는 것을 예방prevention해 우리의 건강을 유지하는 데 필요한 지식과 기술을 배우는 과학science의 한 분

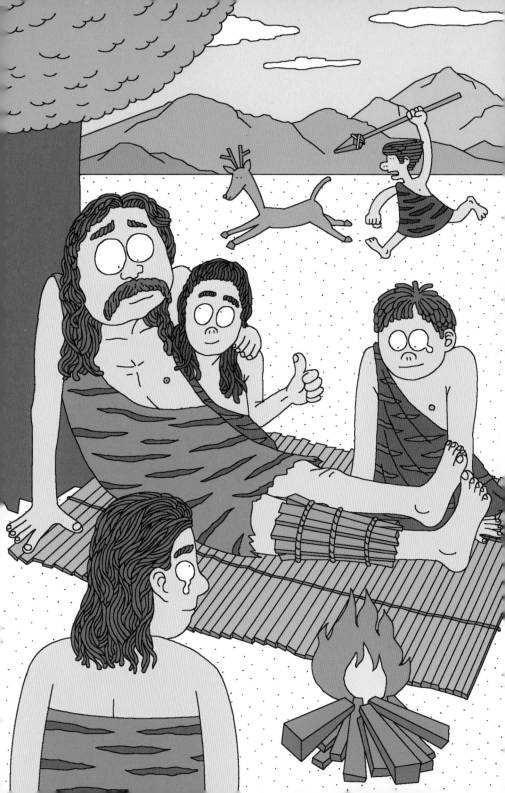

야라고 할 수 있다.

의학이란 학문을 배우는 곳이 의과대학이고, 의과대학을 졸업하고 국가시험을 통과하면 의사가 된다. 의학의 정의를 살펴보면 의사가 하는 일이 무엇인지도 이해할 수 있다. 즉 사람들에게 질병이 생기는 것을 막고, 질병이 생기면 잘 진단해서 찾아내며, 그 질병에 적절한 치료법을 선택하고 치료해 사람들이 건강한 삶을 유지할 수 있도록 하는 것이 의사가 하는 일이다.

그렇다면 세계 최초로 의사의 역할을 한 사람은 누구일까? 의학이라는 학문은 언제 생겼고 어떻게 발달해 왔을까? 의학을 가르치기 위한 의과대학은 어느 나라에서 처음 만들어졌으며 우리나라에는 언제 처음 의과대학이 설립되었을까? 또한 환자를 치료하는 병원이라는 개념의 시설은 언제 어느 나라에서 처음 설립되었을까?

최초의 의학 기록

인류 역사에서 최초의 의사로 기록된 인물은 기원전 3,000년 이집트의 임호테프Imhotep이다. 임호테프는 제사장이면서 공학자이자 건축가 그리고 의사 역할을 한 것으로 기록되어 있다. 지금

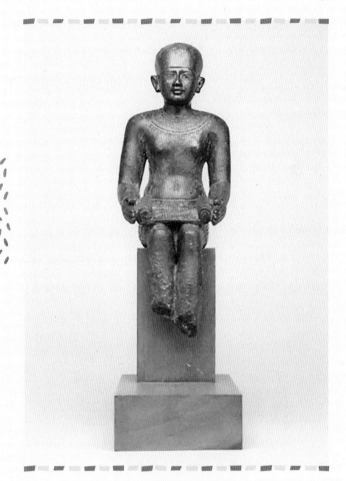

임호테프 동상

임호테프는 제사장이면서 공학자이자 건축가 그리고
의사 역할을 한 것으로 기록되어 있다.

으로부터 5,000년 전부터 의사가 존재했다는 말이다.

의학에 대한 최초의 문헌은 기원전 2,000년에 제작된 파피루스papyrus에 남아 있는 산부인과 관련 기록이다. 여기에는 여성이 아이를 분만하는 과정이 적혀 있는데, 아마도 다음 번 산모의 분만에 도움을 주고자 기록한 것으로 추정된다.

사람을 수술로 치료했다는 최초의 기록은 기원전 1,600년에 제작된 파피루스에 남아 있다.

중국에서도 상당히 오래전부터 의학이 발달했다. 중국의 '중의학' 또는 우리나라의 '한의학'과 관련한 최초의 책으로 알려진 《황제내경》은 기원전 400~200년에 만들어진 동양의학 서적이다. 다만, 중국에서 발달한 의학은 유럽을 중심으로 발달한 의학과는 달리 과학적 분석을 기반으로 하지 않고 철학적 개념을 기반으로 발달했다. 현재 중국에서는 서양의학과 구분해 중의학이라는 명칭의 학문이 되었고, 우리나라에서는 중의학 대신 한의학이라고 부른다.

고대 그리스 신화에 나오는 아스클레피오스Asclepius는 의학과 치료의 신이다. 고대인들은 아스클레피오스 신전에서 하루를 보내면 병이 낫는다고 믿었다. 또 뱀 한 마리가 지팡이를 휘감고 있는 모양의 아스클레피오스 지팡이Rod of Asclepius는 1948년 세계 보건기구WHO가 설립될 때 문양으로 사용하기 시작했고, 그 이후 의학의 상징으로 현재까지 사용되고 있다.

의사로서 가장 유명한 사람이라면 고대 그리스 의사인 히포크라테스Hippocrates, 기원전 460~370년를 떠올릴 것이다. 실제로 히포크라테스는 '의학의 아버지'로 불리며, 의사들이 지켜야 할 '히포크라테스 선서'를 정리한 인물로 유명하다. 지금으로부터 약 2,500년 전 고대 그리스 시대에 만들어진 히포크라테스 선서는 아직도 전 세계 의과대학에서 학생들이 예비 의사로서 엄숙한 선서식을 할 때 활용되고 있다.

중세 시대가 되면서 히포크라테스의 지식과 기술은 아랍권으로 전파되어 발전하기 시작했다. 히포크라테스 시대로부터 1,500여 년이 지난 1025년경 이븐 시나Ibn Sina 또는 Avicenna로 불림는 최초의 의학 사전에 해당하는 《의학의 성전The Canon of Medicine》이라는 책을 펴냈다.

세계 최초의 병원 🩺

세계 최초의 병원은 언제 어디에서 만들어졌을까? 현재 경제적으로나 과학적으로 가장 발달한 나라는 미국이고, 우리나라도 미국의 영향을 가장 많이 받고 있다. 의학 분야에서도 미국 의과대학은 세계적으로 우수하며 의학 지식과 기술도 가장 앞서 있다.

그러나 인류 역사상 가장 먼저 병원이라는 시설이 설립되어 사람들을 치료하기 시작한 나라는 이탈리아이다. 898년경 이탈리아 시에나Siena에 세워진 산타마리아 델라 스칼라Santa Maria della Scala가 현존하는 가장 오래된 병원이다. 현재는 박물관으로 사용되고 있다.

1346년부터 1353년까지 약 7년 동안 유럽과 아프리카를 중심으로 페스트균에 의한 감염병인 흑사병black death이 유행했다. 흑사병은 전 세계에서 7,500만 명~2억 명의 목숨을 빼앗으며 인류역사상 가장 치명적인 감염병으로 기록되었다. 흑사병 팬데믹은 사람들의 사고를 전환하는 데 큰 역할을 했다. 처음에는 흑사병을 신의 형벌로 여기며 체념했으나 차츰 과학적 사고에 눈을 떴고, 가톨릭 교회를 비판적으로 바라보기 시작했으며 인간 중심의 생각을 가지게 되었다.

세계 최초의 수의과대학은 근대로 넘어온 1761년 프랑스 리

옹에 생겼다. 의학에서 수의학이 분리된 것이다. 이전까지는 의사가 사람과 함께 동물도 치료했으나 이제 동물만을 전문적으로 치료하는 수의사를 배출하게 되었다. 의사가 동물까지 치료하거나 수의사가 사람도 치료한다는 것이 지금으로서는 상상하기 힘들지만, 지금부터 불과 300여 년 전만 해도 흔한 일이었다.

현대의학의 시작

본격적인 현대의학의 시작은 18세기 말, 영국 의사인 에드워드 제너Edward Jenner가 천연두를 예방하기 위한 백신을 발견하면서 시작되었다. 백신은 감염이 되기 전 몸에 인위적으로 약화시킨 병원체를 넣어 면역체계를 만드는 방법이다. 백신이 발명되면서 인류는 질병도 예방할 수 있는 것을 깨닫게 되었다.

제너는 1749년 영국에서 목사의 아들로 태어나 고향에서 병원을 열고 환자를 치료했다. 그러던 중 소의 젖을 짜는 사람은 소의 천연두 바이러스를 앓고 나면 사람의 천연두 바이러스에 걸리지 않는다는 사실을 발견하게 되었다.

연구를 거듭하던 그는 소의 천연두 고름을 어린 소년에게 주사했고, 소년이 천연두에 걸리지 않는 사실을 확인함으로써 최초의 천연두 백신을 개발하는 데 성공했다. 당시 천연두 치사율은 40% 정도였으므로 백신으로 수많은 사람들의 생명을 구할 수 있었다. 제너는 예방접종을 의미하는 '백신vacccine'이라는 용어를 만들어낸 인물이기도 하다.

제너의 천연두 백신은 영국왕립학회의 인정을 받은 후 전 세계로 퍼져나갔다. 덕분에 200여 년이 지난 지금 지구에서는 천연두가 완전히 사라지게 되었다.

영국에서 시작된 의학의 발달은 독일, 오스트리아, 스페인, 이탈리아, 스위스, 프랑스 등 유럽으로 퍼졌고, 이후 뉴질랜드, 호주, 미국, 캐나다, 러시아, 브라질, 일본으로 전파되었다.

현대의학의 발전에 큰 영향을 미친 사건은 페니실린penicillin이라는 항생제의 개발이다.

1880년 독일 의사이자 미생물학자인 로베르트 코흐Robert Koch는 콜레라와 탄저병 등이 세균에 의한 감염병임을 발견했고, 1882년 결핵균을 발견해 노벨 생리의학상을 받았다. 코흐가 세균을 발견한 이후 세균을 죽이기 위한 약을 개발하기 위해 많은 연구가 진행되었다. 36년이 지난 1928년 영국의 의사이자 미생물학자인 알렉산더 플레밍Alexander Fleming은 의학사에서 최고의 발명이라 할 수 있는 페니실린을 개발하는 데 성공했다.

1881년 영국 스코틀랜드에서 태어난 플레밍은 현재의 영국 임페리얼 칼리지 런던 의과대학을 졸업한 후 세균학과 면역학 연구에 관심을 가지고 있었다. 그는 인플루엔자바이러스를 연구하던 중 우연히 푸른곰팡이 주변에는 포도알균이 자라지 못하는 것을 발견했다. 의아하게 생각한 그는 연구를 계속했고 푸른곰팡이의 특정 물질이 포도알균의 성장을 억제하는 것을 알아내고 이 물질을 페니실린이라고 이름 붙였다.

페니실린은 포도알균뿐 아니라 다른 세균에도 효과가 있었다. 페니실린 덕분에 그전에는 치료할 수 없었던 다양한 종류의 세균에 의한 감염병을 치료할 수 있게 되었고 환자 치료에 있어서 획기적인 전환기를 맞이하게 되었다. 특히 제2차 세계대전 중에 상용화되어 전쟁터의 수많은 부상병들을 치료할 수 있었다. 플레밍은 1945년 노벨 생리의학상을 수상했다.

히포크라테스 선서
(The Oath of Hippocrates)

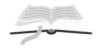

히포크라테스 선서는 고대 그리스 의사들이 환자를 진료할 때 명심해야 할 윤리 강령을 정리한 선언문이다. 희생정신, 봉사정신, 장인정신을 강조하고 있으며 지금과는 다소 맞지 않는 부분도 있다. 하지만 세계 의과대학들은 상징적인 의미에서 처음 환자 진료를 시작하기 전에 이 선서를 하는 의식을 갖고 있다.

히포크라테스 선서는 그리스어가 원본이다. 각 항목들의 내용이 제법 길고, 번역할 때마다 조금씩 달리 해석되기도 한다. 현재 우리나라 의과대학생들은 쉽게 이해하고 기억할 수 있도록 요약된 선언문을 사용하는데 내용은 아래와 같다.

이제 의업에 종사할 허락을 받음에

나의 생애를 인류봉사에 바칠 것을 엄숙히 서약하노라.
나의 은사에 대하여 존경과 감사를 드리겠노라.
나의 양심과 위엄으로써 의술을 베풀겠노라.

나의 환자의 건강과 생명을 첫째로 생각하겠노라.

나는 환자가 알려준 모든 내정의 비밀을 지키겠노라.

나의 위업의 고귀한 전통과 명예를 유지하겠노라.

나는 동업자를 형제처럼 생각하겠노라.

나는 인종, 종교, 국적, 정당정파 또는 사회적 지위 여하를 초월하여 오직 환자에 대한 나의 의무를 지키겠노라.

나는 인간의 생명을 수태된 때로부터 지상의 것으로 존중하겠노라.

나는 비록 위협을 당할지라도 나의 지식을 인도에 어긋나게 쓰지 않겠노라.

이상의 서약을 나의 자유의사로 나의 명예를 받들어 하노라.

히포크라테스 선서의 10가지 항목에서 자주 논란이 되는 부분은 마지막 세 가지 항목이다. "나는 인종, 종교, 국적, 정당정파 또는 사회적 지위 여하를 초월하여 오직 환자에 대한 나의 의무를 지키겠노라." 이 항목은 영화에서도 자주 등장한다. 특히 인종 차별이 심하던 시기나 종교 갈등이 심한 나라가 배경인 영화에서는 현실과 선언문 사이에서 갈등하는 의사의 모습을 보여주곤 한다. 만약 그런 상황에 놓인 의사라면 상당히 고민해야 했을 것이다.

"나는 인간의 생명을 수태된 때로부터 지상의 것으로 존중하겠노라." 이 항목도 과거부터 지금까지 의사의 갈등을 초래하는 내용이다. 태아를

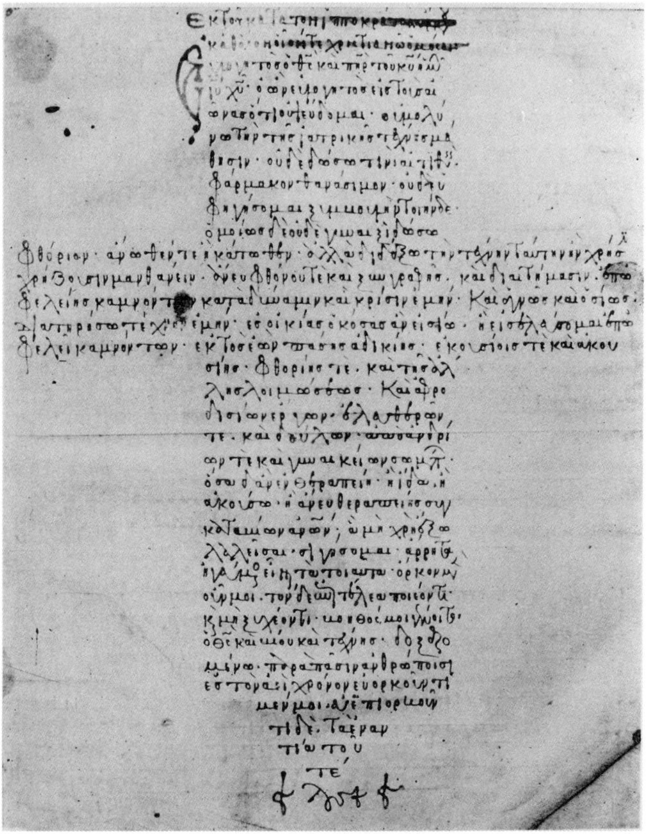

그리스어로 쓰인 히포크라테스 선서

낙태하는 것과 관련되었기 때문이다. 기독교를 비롯한 종교에서는 낙태를 반대한다. 하지만 현대사회에서 여성의 권리가 강해지면서 낙태에 대한 여성들의 주장도 커지고 있다. 우리나라도 그동안 낙태가 불법이었으나 2019년 4월 헌법재판소에서 낙태죄 조항에 대해 헌법불합치 결정을 내렸고 이에 따라 2021년 1월부터 임신기간을 기준으로 일부 낙태가 허용되고 있다.

"나는 비록 위협을 당할지라도 나의 지식을 인도에 어긋나게 쓰지 않겠노라." 이 항목도 마찬가지다. 이론적으로는 위협에 굴복하지 말고 인도적인 의술을 베풀어야 하지만 실제로 심한 위협이 가해질 경우 의사들은 엄청난 갈등에 빠질 수밖에 없다.

2

의과대학의
역사

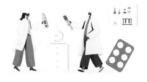

의학교육이 처음 시작된 것은 언제일까? 기록에 따르면 고대 그리스 시대에 히포크라테스가 질병에 대해 체계적인 교육을 했던 것으로 알려져 있다.

이후 중세 시대부터 가톨릭 교회를 중심으로 병원이 설립되면서 의사를 양성하기 위한 의학교육이 시작되었다. 하지만 체계적인 교육이 진행된 것은 아니어서 의과대학 교수는 없었고 병원을 운영하면서 현장에서 실무를 익힌 수도사들이 의학교육을 주도했다.

수도사들은 엄격한 규율 속에서 생활했기 때문에 당연히 의학교육의 분위기도 근엄하고 딱딱했다. 교육은 경력 많은 수도사가

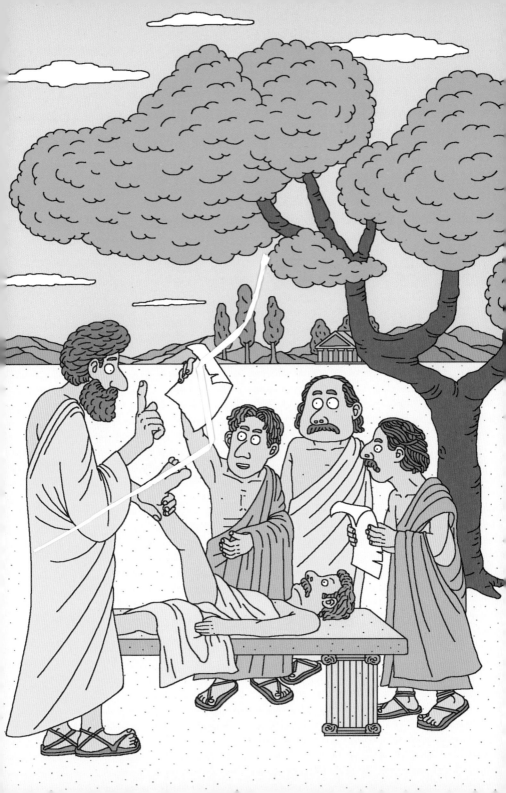

몇 명의 제자에게 가르치는 도제식이었다. 이러한 도제식 교육은 현재까지 이어져 전문의 과정을 수련하는 전공의인턴과 레지던트들의 교육 방식으로 이어졌다. 하지만 최근에는 의학대학마다 도제식 교육 방식을 탈피하려는 노력이 많이 이루어지고 있다.

의과대학의 등장 🔬

지금과 같이 제대로 된 시설을 갖춘 의과대학은 아니지만, 그나마 체계를 갖춘 최초의 의과대학은 802년에 이탈리아 남부 살레르노Salerno에 세워진 살레르노 의과대학Schola Medica Salernitana이다. 살레르노 의과대학에서는 기존의 도제식 의학교육이 이어지고 있었으나 건강과 질병에 대한 지식과 기술을 체계화하기 시작했다. 즉 어떤 지식과 기술을 언제 가르칠 것인지를 교육과정으로 만들기 시작했다는 뜻이다.

지중해 연안에 자리 잡은 살레르노의 지역적 특성 덕분에 북유럽 국가뿐만 아니라 동로마 국가들 그리고 남쪽의 이슬람 국가인 이라크의 바그다드, 이집트 등으로 의학 지식과 기술이 전파될 수 있었다. 살레르노 의과대학은 세계의 의과대학과 의학교육의 발전에 아주 중요한 역할을 하게 되었다.

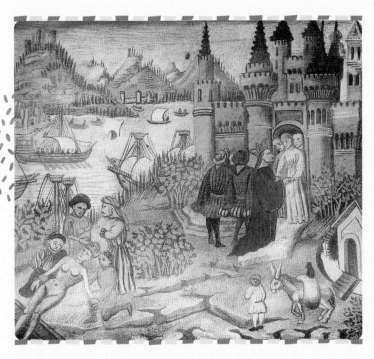

살레르노 의과대학의 모습을 그린 그림
그나마 체계를 갖춘 최초의 의과대학은
802년에 이탈리아 남부 살레르노에 처음 세워졌다.

이로부터 400여 년이 지난 1200년에는 볼로냐 대학교에 의과대학이 생겼다. 볼로냐 대학교는 1088년 설립되어 현존하는 가장 오래된 대학교이기도 하다. 그 후 이탈리아의 여러 곳에서 의과대학이 설립되었다. 1222년에는 파도바 대학교, 1224년에는 나폴리 대학교, 1245년에는 시에나 대학교, 1321년에는 플로렌스 대학교, 1343년에는 피사 대학교, 1431년에는 로마 대학교에 의과대학이 문을 열었다.

영국의 의과대학

영국에서도 의과대학이 설립되기 시작했다. 옥스퍼드 대학교 University of Oxford는 1096년 설립되었는데 20년이 지나 의과대학을 설립했다. 옥스퍼드 대학교는 현존하는 대학교 중 이탈리아 볼로냐 대학교에 이어 두 번째로 오래된 곳이고, 영어권 국가 중에서는 가장 오래된 곳이다. 그동안 16명의 노벨 생리의학상 수상자를 포함해 약 55명의 노벨상 수상자를 배출했고, 28명의 영국 총리를 배출하는 등 현재까지 세계에서 뛰어난 대학으로 평가받고 있다.

옥스퍼드 대학교와 함께 영국을 대표하는 케임브리지 대학교는 옥스퍼드보다 100여 년 늦은 1209년에 옥스퍼드 대학교의 학자들 일부가 영국 동북부에 설립했다. 옥스퍼드와 함께 세계적으로 최상위권 대학으로 손꼽히며 의과대학도 마찬가지다. 지금까지 121명의 노벨상 수상자와 15명의 영국 총리를 배출했다.

프랑스의 의과대학 📋

프랑스 최초의 대학교는 10대 대학교 중 하나인 몽펠리에 대학교다. 영국 옥스퍼드 대학교보다 200여 년 늦은 1289년 설립되었다. 의과대학도 같은 해에 설립된 것으로 되어 있으나 실제 의학교육은 훨씬 전부터 이루어진 것으로 보인다. 몽펠리에 대학교는 1970년 3개 대학교로 분리되었는데 의과대학은 제1대학에 속해 있다.

몽펠리에 의과대학 졸업생 중 유명한 사람은 천문학자인 노스트라다무스[1503~1566년]다. 그는 흑사병을 치료해 유명해졌지만 아이러니하게도 미래를 예측한 예언가나 점성가로 더 유명하다.

노스트라다무스의 대표적인 예언으로는 런던 대화재, 나폴레옹과 아돌프 히틀러의 등장, 자동차라는 기계의 등장, 중동 지역의 제3차 세계대전 그리고 1999년 지구멸망설이 있다.

유럽으로 퍼져나간 의과대학

　이탈리아와 영국과 프랑스에 이어 유럽의 다른 나라에서도 의과대학 설립이 이어졌다. 포르투갈에서는 코임브라 대학교[1290년 설립], 체코에서는 프라하의 샤를 대학교[1348년 설립], 폴란드에서는 크라쿠프의 야기엘론스키 대학교[1364년 설립], 오스트리아에서는 비엔나 대학교[1365년 설립], 독일에서는 하이델베르크 대학교[1386년 설립], 스위스에서는 바젤 대학교[1460년 설립], 스웨덴에서는 웁살라 대학교[1477년 설립], 덴마크에서는 코펜하겐 대학교[1479년 설립], 스페인에서는 마드리드 대학교[1509년 설립]에 최초로 의과대학이 만들어졌다.

　이처럼 유럽 국가들은 우리나라에 비하면 상당히 오래전에 의과대학을 설립했다. 고대 그리스와 이탈리아 그리고 영국을 중심으로 과학적 사고방식이 시작되고, 우주와 자연에 대한 분석을 시작하면서 과학과 함께 의학도 유럽을 중심으로 발달했음을 알 수 있다.

미국의 의과대학 🏛️

미국은 세계 최고 수준의 의과대학을 많이 갖고 있는 나라로, 우리나라 사람들도 알 만한 의과대학들이 많다. 미국 의과대학 중에 가장 먼저 설립된 곳은 어디일까? 미국 최초의 의과대학 은 아직 미국이라는 나라가 만들어지기 전 영국 식민지 시절인 1765년에 설립된 필라델피아 대학교College of Philadelphia로 시작해 University of Philadelphia로 학교명 변경됨이다. 뒤를 이어 1767년에 현재 의 컬럼비아 대학교인 킹스칼리지King's college에도 의과대학이 문 을 열었다.

독립혁명 이후, 미국이라는 국가에서 설립된 최초의 의과대학 은 1782년에 설립된 하버드 의대Harvard Medical School이다. 1893 년에는 존스-홉킨스 의과대학Johns-Hopkins Medical School이 설립되 었고, 그 이후 많은 의과대학이 설립되어 현재 195개가 있다.

의과대학의 설립에서는 미국이 유럽에 비해 상당히 늦었지만, 세계 최초의 치과대학을 보유하고 있다. 1840년 볼티모어 의과 대학에서 치과대학이 분리되었기 때문이다.

현재 미국의 195개 의과대학 중에서 우리나라뿐 아니라 세계 적으로 유명한 곳을 손꼽아 보면 하버드 의대, 존스-홉킨스 대 학교, 펜실베이니아 주립대학교University of Pennsylvania, 뉴욕 대학교New York University, 스탠퍼드 대학교Stanford University, 메이요클리닉Mayor Clinic, 캘리포니아 주립대학인 UCLAUniversity of California Los Angeles와 UCSFUniversity of California San Francisco, 워싱턴 대학교Washington University, 코넬 대학교Cornell University, 듀크 대학교Duke University, 워싱턴 주립대학교University of Washington, 피츠버그 주립대학교University of Pittsburgh, 미시간 주립대학교Michigan State University, 예일 대학교Yale University, 시카고 주립대학교University of Chicago 등이 있다. 이들은 세계적으로 최고의 의학 지식과 기술을 보유했을 뿐 아니라 우수한 시설을 갖추고 있는 최상위 의과대학이다.

우리나라의 의과대학

유럽에서는 과학의 발달과 함께 의학이 발달하고 병원과 의과대학이 세워졌다. 반면, 유럽으로부터 멀리 떨어진 중국에서는 동양철학을 기반으로 각종 질병을 진단하고, 약초를 비롯한 천연물을 이용해 치료하는 전통의학Traditional medicine이 발달해 나갔다. 유럽으로부터 과학 지식과 기술이 전해지면서 기존의 전통의학은 의학이 아니라 '중의학Traditional Chinese Medicine'이라는 이름으로 교육하게 되었다.

우리나라는 삼국시대부터 중국의 의학 서적이 전해지면서 의학교육이 시작되었다. 조선시대에는 중국의 전통의학을 우리의 경험을 바탕으로 정리한 의학 서적을 만들었는데, 1610년 허준이 펴낸《동의보감》이 대표적이다. 이것으로 중국의 중의학과 구분해 우리나라 고유의 한의학 근본을 마련하게 되었다. 조선시대 후반에는 유럽의 과학 지식이 선교사 등을 통해 소개되기는 했으나 대부분 받아들여지지 못했고 1876년 일본과 강화도 조약이 체결된 뒤부터 우리나라에도 본격적으로 서양의학이 전파되기 시작했다.

우리나라 의학 발전에 영향을 준 대표적인 인물은 지석영 박사이다. 1855년 태어난 지석영 박사는 조선 말기에 활동한 의학자다. 그는 정식 의학교육을 받지는 않았으나 일찍부터 서양의 학문에 관심이 많아, 중국에서 번역된 서양의학 책을 두루 섭렵했다. 그리고 1879년 일본 해군이 부산에 세운 제생의원에서 종두법을 배운 뒤 사람들에게 우두를 접종하기 시작했으며 일본으로 건너가 의학 지식을 배웠다. 하지만 임오군란이 일어나자 일본에서 종두법을 배워왔다는 이유로 체포령이 내려지기도 했다. 1899년 일본식 의과대학인 경성의학교가 세워진 뒤에는 초대 교장으로 임명되었다.

서양의학 지식과 기술은 외국인 선교사들에 의해서 소개되었다. 대표적인·인물은 미국인 선교사이자 의사인 호러스 알렌 Horace Allen이다. 알렌은 청나라에 머물다가 1884년 우리나라에 들어왔는데 도착한 직후 갑신정변이 발생하자 중상을 입은 금위대장 민영익과 부상병들을 치료했다. 이 사건을 계기로 우리나라 사람들은 서양의학의 우수성을 알게 되었다. 1885년에는 알렌의 건의로 왕립병원인 광혜원이후 제중원이 설치되었다.

우리나라에 체계적인 의학 교육기관이 생긴 것은 일제강점기때다. 1899년에 경성의학교가 설립되었고, 한일합병 직후인 1910년 조선총독부의원 부속학교가 되었다가 이후 경성의학전문학교로 변경되어 1917년 첫 졸업생이 배출되었다. 해방 이후인 1946년에 서울대학교 의과대학으로 이름을 바꾸었고 우리나라 최초의 국립 의과대학이 되었다.

사립대학교로는 1899년에 에이비슨Avison이 제중원의학교를 설립하고 의학교육을 시작했으나 졸업생을 배출하지는 못했다. 1904년에 미국 오하이오 주 세브란스의 기부금으로 제중원을 세브란스병원, 제중원의학교를 세브란스의학교로 이름을 고친 후인 1908년에 1회 졸업생을 배출했다. 1909년 사립 세브란스병원의학교로 정부인가를 받았고 현재의 연세대학교 의과대학으로 변경된 것은 한참 뒤인 1957년이다.

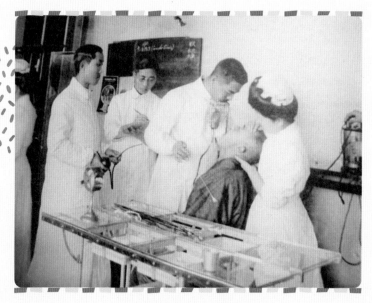

경성의학전문학교의 수업 모습

경성의학 전문학교는 우리나라 최초의 체계적인 의학 교육기관이었다.

하지만 우리나라에서 의과대학이라는 이름으로 처음 만들어진 것은 1945년에 세워진 이화여자대학교다. 서울대학교 의과대학보다 1년 빠르다. 경북대학교와 전남대학교는 1952년, 부산대학교는 1953년, 가톨릭의대는 1954년, 연세대학교는 1957년, 경희대학교는 1965년, 조선대학교는 1966년, 충남대학교와 한양대학교는 1968년, 전북대학교는 1970년, 고려대학교와 중앙대학교는 1971년에 문을 열었다.

이후 1977년 연세대학교 원주의과대학이 설치되었고, 계명대학교와 순천향대학교는 1978년, 영남대학교와 인제대학교는 1979년, 경상대학교는 1980년, 고신대학교와 원광대학교는 1981년, 한림대학교는 1982년, 동아대학교와 인하대학교는 1985년, 건국대학교와 동국대학교는 1986년, 충북대학교는 1987년, 단국대학교, 아주대학교, 울산대학교는 1988년, 대구가톨릭대학교는 1991년, 가톨릭관동대와 건양대학교는 1995년, 차의과대학은 1997년, 가천대학교, 강원대학교, 성균관대학교, 을지대학교는 1997년, 제주대학교는 1998년에 설치되는 등 26개 의과대학이 거의 매년 신설되었다. 1995년 서남대학교에 설치된 의과대학은 부실 운영으로 2018년 폐교되었고 현재 우리나라에는 40개 의과대학이 있다.

국가별 의과대학 현황 😃

세계에서 가장 많은 의과대학을 가지고 있는 나라는 어디일까? 흔히 최고의 경제 대국이고 의학이 가장 앞선 미국을 떠올리는데 그렇지 않다. 전 세계 의과대학들로 구성된 세계의학교육연합회World Federation for Medical Education, WFME에 따르면 2021년 현재 세계적으로 3,561개유엔 가입국이 아닌 나라를 포함하면 3,603개의 의과대학이 있다. 국가 순으로 보면 인도가 530개로 압도적인 1등이다. 그다음은 브라질로 317개, 미국이 195개, 중국이 159개, 파키스탄이 117개, 멕시코 114개이다. 또한 전체 의과대학의 1/3이 5개국에 몰려 있고, 50% 정도는 10개국에 퍼져 있어 국가별로 의학의 발달이나 의료서비스에 상당한 차이가 있다는 것을 알 수 있다.

국가별 주요 의과대학 수

국가명	의과대학 수	국가명	의과대학 수
터키	97	파라과이	12
러시아	89	우즈베키스탄	11
일본	82	북한	10
인도네시아	74	네덜란드	10
이란	64	체코	9
콜롬비아	58	포르투갈	8

아르헨티나	47	남아프리카공화국	8
이탈리아	44	오스트리아	7
페루	44	벨기에	7
필리핀	44	그리스	7
스페인	43	스웨덴	7
영국	43	아일랜드	6
대한민국	40	스위스	6
독일	38	핀란드	5
프랑스	37	이스라엘	5
말레이시아	32	덴마크	4
칠레	30	헝가리	4
이집트	30	노르웨이	4
태국	23	뉴질랜드	3
베트남	23	싱가포르	3
호주	22	카타르	2
폴란드	21	아이슬란드	1
캐나다	17	쿠웨이트	1

지역별 의과대학 현황

2022년 기준으로 세계 인구는 약 79억 명이다. 전체 인구수를 의과대학 수로 나누어 보면 약 222만 명당 1개의 의과대학이 있는 셈이다. 물론 선진국일수록 의과대학 수는 많다. 경제가 발전하면서 국민들의 의료에 대한 요구가 증가하고, 교육열이 높아지기 때문일 것이다.

　세계의 지역별 인구수와 의과대학 수를 비교하면, 아메리카와 오세아니아가 120만 명당 1개로 가장 많다. 카리브 해 지역은 인구 160만 명에 1개, 유럽은 인구 180만 명에 1개, 아시아는 인구 350만 명에 1개, 아프리카는 인구 500만 명에 1개가 설치되어 있다.

　세계에서 가장 많은 인구를 가진 중국14억 5천만 명은 세계 평균으로 보면 653개 정도가 있어야 하지만 실제로는 159개뿐이므로 상대적으로 아주 적다. 세계 인구수 2등인 인도14억 4천만 명는 648개 정도여야 하는데 530개의 의과대학이 있어 평균 수준이다.

　세계 인구수 3위인 미국3억 3천만 명은 약 149개의 의과대학이 있어야 하지만 실제로는 이보다 많은 195개가 있으므로 세계 평균보다 30%가 넘는다.

　우리나라5천 1백만 명는 세계 28위의 인구수를 갖고 있으며 평균으로 보면 23개가 있어야 하지만 실제로는 40개 의과대학이 있으므로 평균보다는 많다는 것을 알 수 있다. 이것은 우리나라 국민이 의료에 대한 요구가 많고, 의료시스템이 아주 잘 갖추어져 있으며, 교육열 또한 높다는 것을 보여준다.

외과 수술의 역사

넘어지거나 자동차 사고와 같은 큰 충격이 우리 몸에 가해지면 피부조직이 먼저 손상되고 그 속의 혈관이 망가지면서 출혈이 일어나고 몸속 조직도 손상을 입는다. 이때 우리는 병원에서 몸속 조직과 피부 등을 원래 상태로 붙여주는 외과 수술을 받게 된다.

의학은 경험을 바탕으로 발달한 학문이다. 약을 이용한 내과적 치료는 오래전부터 치료에 효과가 있는 것으로 알려진 식물이나 약효를 보이는 성분을 찾아내어 약으로 개발한 경우가 많다. 수술을 이용한 외과적 치료도 우연히 다친 사람을 수술해 본 경험이 쌓이면서 수술법으로 개발되었다. 그러다 보니 외과 수술은 환자가 많이 생기는 전쟁을 거칠 때 크게 발전했다.

14세기부터 전쟁에서 화약이 사용되면서 크게 다치는 군인들이 늘어났고 이를 치료하는 과정에서 수술법이 많이 개발되었다. 총상이나 출혈이 생긴 경우 초기에는 뜨거운 인두 같은 것으로 피부를 지지거나 압박해 지혈했지만 수술법이 발달하면서 혈관을 꿰매거나 지혈제를 사용했다.

15세기가 되어 인체 해부가 허용되자 인체의 구조를 체계적으로 이해할 수 있게 되었고, 그에 따라 수술법도 더욱 정교하게 발달했다. 하지만 16세기 이전까지만 해도 외과의사는 단순한 기술자 취급을 받았고 외과 의사가 부족해 이발사가 수술을 하기도 했다.

18세기가 되면서 수술로 제거한 조직을 조사해 병의 원인을 알아내는 병리학이 학문으로 연구되기 시작했다. 다양한 실험을 거치면서 수술법은 한층 발달했지만 19세기 초만 해도 마취제가 개발되지 못해 수술 받은 환자의 생존율은 5%도 되지 않았다.

최초의 전신마취제인 에테르ether와 클로로포름chloroform이 개발되고 나서야 환자가 통증을 느끼지 못한 상태에서 수술이 이루어지는 현대적인 외과 수술이 시작되었다. 수술 감염을 막기 위해 수술용 장갑이 사용된 것은 1890년부터이고, 수술용 마스크를 사용한 것은 1900년부터이다.

각종 장기의 수술법이 시작된 시기를 살펴보면, 장연결 수술이 1826년, 소장절제와 담낭절제는 1878년, 위 수술은 1881년, 위암 수술은 1883년, 충수돌기맹장 수술은 1885년에 처음 진행되었다.

장기이식 수술은 신장이식이 1954년, 간이식은 1963년에 이루어졌고, 심장이식은 1967년에 성공했으며 산모 뱃속에 있는 태아의 횡격막탈장 수술은 1982년에 성공적으로 이루어졌다. 조만간 인공장기의 수술 성공 소식도 전해질 것으로 예상된다.

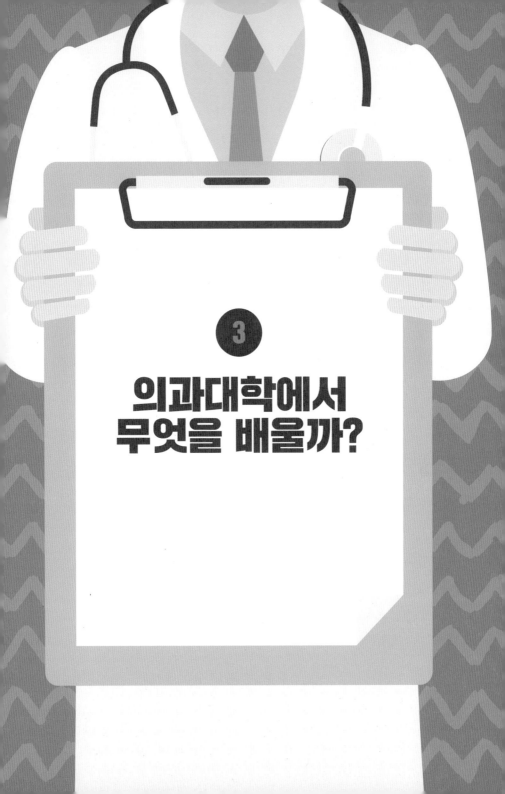

3

의과대학에서
무엇을 배울까?

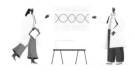

　앞에서 의학이란 사람에게 생기는 여러 가지 질병을 진단하고 치료하며, 예방해 건강을 유지하는 데 필요한 지식과 기술을 배우는 과학의 한 분야라고 설명했다. 이를 위해 배워야 하는 내용을 정리하면 다음과 같다.

　첫째, 우리 사람의 몸 자체를 이해해야 한다.

　둘째, 질병은 어떤 종류가 있고, 왜 생기는지 알아야 한다.

　셋째, 각종 진단 방법과 진단에 필요한 기기를 알아야 한다.

　넷째, 각종 치료 약물과 수술과 같은 치료 기법을 알아야 한다.

　다섯째, 질병에 걸리지 않도록 예방하고 건강을 유지하는 데 필요한 지식을 알아야 한다.

의사가 되기 위해 필요한 의학 지식은 모두 과학을 바탕으로 이루어진 것이므로, 의학 과목을 배우기 전에 우선 과학을 먼저 배워야 한다.

우리나라 의과대학은 의예과 2년과 의학과^{또는 의본과} 4년의 학제로 이루어져 있다. 이것은 과거 일제강점기에 시작된 것이지만 아직 그대로 계속되고 있다. 하지만 지금 일본을 비롯한 많은 나라는 의과대학이 1학년부터 6학년까지 통합된 6년제이다. 우리나라도 통합 6년제로 변경하기 위해 협의 중이다.

미국을 비롯한 몇몇 나라는 자연과학 계열^{생물학과, 물리학과, 화학과,} ^{수학과 등} 4년을 졸업한 이후 의과대학에서 4년을 배우는 8년제 학제다. 우리나라도 일부 의과대학에서 8년제 학제를 운영 중이다.

의과대학의 교육과정

학교마다 교육과정이 조금씩 다르지만 배우는 과목은 대체로 비슷하다. 의과대학 1학년^{의예과 1학년}은 다른 학과와 마찬가지로 교양과목을 위주로 배운다.

2학년^{의예과 2학년}은 의학 과목을 공부하기 위한 기초지식을 익히는 차원에서 수학, 물리, 화학, 생물 등의 자연과학 과목을 배운다. 의과대학 입학생이라도 자연과학 과목에 대한 이해도는 각기 다르다. 그렇기 때문에 각자의 상황에 따라 자연과학 과목 중에서 선택적으로 수강하기도 하고, 집중적인 학습을 받기도 한다.

수학 중에서 의학에 주로 이용되는 분야는 통계이므로 '통계학'을 별도로 배우며, 의학과 가장 관련이 큰 생물학을 보다 깊이 있게 다루는 '세포생물학'과 '분자생물학' 등을 배운다. 화학 분야에서는 의학과 관련이 깊은 '유기화학'을 배운다.

자연과학 과목 이외에 정신건강의학^{과거 정신과학}을 이해하는 데 필요한 '심리학'과 '행동과학', 의학의 역사를 배우는 '의사학 Medical history'과 의학 과목 전체를 개괄적으로 이해하는 '의학개론'도 배운다.

최근에는 아픈 사람을 대하는 의사의 인문학적 소양이 점차 중요해지면서 '의료윤리학', '의료인문학' 등도 공부한다. 이러한 과목은 2학년만이 아니라 전 학년에 걸쳐 꾸준히 배우는 분위기로 바뀌고 있다.

3학년^{의학과 1학년}부터는 본격적인 의학 전문과목을 공부하기 시작한다. 크게 '기초의학'과 '임상의학'으로 구분되는데 기초의학은 우리 몸이 어떻게 생겼고 어떻게 기능하는지, 질병은 왜 생기고 약물에는 어떤 것이 있는지 등이며, 임상의학은 질병을 어떻게 진단하고 치료하는지에 관한 내용이다. 기초의학 이론 지식과 실습은 3학년^{의학과 1학년}에, 임상의학 이론 지식은 4학년^{의학과 2학년}에, 임상의학 실습은 5~6학년^{의학과 3~4학년} 때 배운다.

기초의학 과목들

기초의학 과목에는 해부학, 생리학, 생화학, 병리학, 약리학, 미생물학, 면역학, 기생충학, 예방의학 등이 포함된다.

먼저 해부학^{Anatomy}은 우리 몸의 구조를 배우는 가장 기본적인 과목이다. 파란색 실습복을 입고 인체를 해부하는 모습은 아마도 가장 의대생다운 모습일 것이다. 학생들도 수술 가운을 입고 인체를 해부할 때, 자신이 의과대학생이 되었음을 실감한다고 한다.

해부학과 연관된 과목으로는 '조직학^{Histology}' 그리고 '발생학^{Embryology}'이 있다. 해부학이 우리 몸의 구조를 눈으로 보는 수준이라면, 조직학은 우리 몸의 구조를 현미경 차원에서 관찰한다. 즉 우리 몸의 여러 조직을 구성하는 세포의 종류와 특징을 배운다. 발생학은 우리 몸이 정자와 난자가 만나 수정되는 순간부터

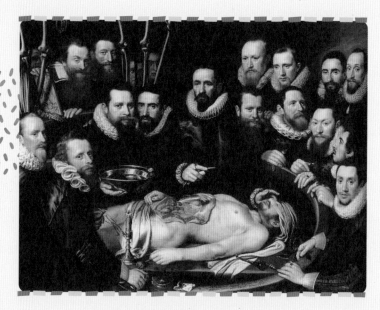

해부 실험하는 모습을 그린 렘브란트의 그림
해부학은 우리 몸의 구조를 배우는 가장 기본적인 과목이다.

엄마의 배 속에서 성장해 태아가 되는 동안 어떠한 변화가 일어나는지를 다룬다. 발생과정에 문제가 생기면 선천성 장애가 생기기 때문에 이해가 필요하다.

생리학Physiology은 우리 몸의 정상적인 기능이 어떻게 일어나는가를 살피는 과목이다. 생물학과에서는 생리학을 동물생리, 식물생리 등으로 구분해 배우지만, 의과대학에서는 사람의 생리학만을 다루기 때문에 '인체생리학' 또는 '의학생리학'이라고 구분해 부르기도 한다. 우리가 말하고, 듣고, 생각하고, 움직이고, 음식을 먹는 등 인체의 생명 현상이 어떻게 이루어지는가를 물리학적 측면에서 이해하는 과목이라 할 수 있다.

고등학교 때 물리를 좋아했던 학생들은 생리학을 가장 재미있는 과목으로 생각한다. 또 노벨상 분야에 노벨 의학상 대신 노벨 생리의학상Nobel prize in physiology and medicine이 있는 것만 보아도 의학에서 가장 중요하고 기본이 되는 과목임을 알 수 있다.

생화학Biochemistry은 우리 몸의 정상적인 기능이 일어나는 과정을 화학적 측면에서 이해하는 과목이다. 우리가 말하고 듣고, 생각하고 움직이고, 음식을 먹는 등 인체의 생명 현상이 세포 속에서 어떠한 화학적 과정을 거쳐서 일어나는지를 이해하는 것이다. 고등학교 때 화학을 좋아했다면 생화학도 좋아할 것이다. 유전자를 중심으로 세포 속 분자의 작용 원리를 배우는 '분자생물학Molecular biology'도 함께 배운다.

병리학Pathology은 우리 몸에 생기는 여러 가지 질병의 종류, 발생원인, 특징 등에 대해 배우는 과목이다. 해부학에서 배운 몸의 정상적인 구조가 질병이 생기면 어떻게 변화해 병적인 구조가 되는지를 살펴볼 수 있다. 또 생리학과 생화학에서 배운 몸의 정상적인 기능이 질병이 생길 때 어떻게 변화하는지를 이해해, 병이 생기는 원리도 익힌다. 병리학 과목의 이론은 본과 1학년 기초의학 과정에서 배우지만 병원에서 환자의 진단에도 중요하므로 임상의학 과목에도 속한다.

주로 종양이 생긴 환자를 수술한 다음, 암으로 의심되는 조직을 떼어내 병리과에서 조직검사를 하고 세포들이 암세포로 변화되었는지 살펴서 악성 종양인 암인지 아니면 양성 종양인지를 판별하는데, 이때 병리학을 전공한 전문의가 검사를 담당한다.

법의학Forensic Medicine은 사망 사고를 포함해 법과 연관된 각종 질병이나 사고와 관련한 의학적 전문 지식을 배우는 과목이다. 법의학이 적용되는 가장 대표적인 경우가 사망자의 사망 원인을 파악하기 위해 시신 부검을 하는 것이다. 사망자의 몸에서 일어난 여러 조직의 변화를 살펴 사망 원인을 찾게 된다.

법의학은 병리학과 연관되었지만 병리학으로부터 분리된 과목이다. 실제로 병리학을 전공한 전문의가 법의학을 추가로 전공해 법의학자가 되는 경우가 대부분이다. 최근 국내외 수사 관련 드라마나 영화에서 법의학자의 활약이 그려지면서 관심이 높아지고 있다.

우리나라에서 법의학이 활용되는 대표적인 곳은 국립과학수사연구원일명 국과수이다. 국과수에는 부검을 담당하는 법의학자 이외에도 과학적 방법으로 사망 사고 등의 원인을 밝히기 위해 많은 사람이 일하고 있다.

약리학Pharmacology은 환자를 치료하거나 진단하는 데 사용하는 많은 약물의 종류와, 약물이 우리 몸에서 어떻게 작용하는지를 배우는 과목이다. 우리가 사용하고 있는 약물은 화학적으로 합성한 물질이 많고, 식물에서 우연히 발견하거나 동물에서 얻은 물질도 있다.

우리 몸에서 약물이 어떠한 원리로 작용하는지를 이해하기 위해서는 우리 몸의 정상적인 기능을 다루는 생리학과 화학적 과정을 다루는 생화학을 이해하고 있어야 한다.

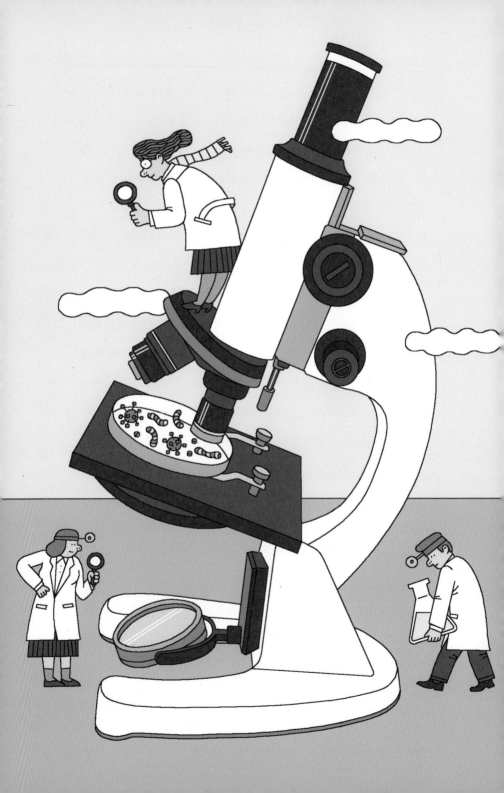

미생물학Microbiology은 눈으로 보이지 않은 작은 생물체인 미생물의 종류, 특징, 연관된 질병을 다루는 과목이다. 미생물 자체를 다루는 것은 미생물학과이고, 의과대학에서는 우리 몸에 질병을 일으키는 감염성 미생물을 배운다. 대표적인 미생물은 세균, 바이러스, 곰팡이 등이다.

세균에는 우리 장 속에 기본적으로 있는 장내세균도 있지만 질병을 일으키는 결핵균, 폐렴균, 식중독균 등의 병원균도 있다. 곰팡이가 일으키는 대표적인 질병은 발에 생기는 무좀이다.

바이러스는 세균보다 1/10 정도로 작은 미생물인데, 생명체라고 말할 수 없이 하나의 물질이라는 주장도 있을 정도로 아주 단순한 구조로 되어 있다. 그럼에도 바이러스가 우리 몸에 들어왔을 때 면역체계가 방어하지 못할 경우 여러 질병을 일으키기도 한다.

가장 흔한 바이러스 감염은 감기와 독감이다. 최근에는 몇 년마다 특이한 바이러스가 질병을 일으키고 있어 문제가 되고 있다. 2002년 11월 중국에서 시작되어 세계로 퍼져나간 사스중증급성호흡기증후군, severe acute respiratory syndrome, SARS는 코로나바이러스SARS-CoV의 일종이 일으킨 감염병이다. 2012년부터 시작되어 2015년에 우리나라에도 퍼졌던 메르스중동호흡기증후군, middle east respiratory syndrome, MERS 역시 코로나바이러스MERS-CoV가 일으킨 감염병이다. 2019년에 중국에서 시작되어 현재도 전 세계에서 대유행 중인 코로나19 역시 코로나바이러스coronavirus disease 2019, COVID-19에 의한 감염병이다. 또 매년 겨울 유행이 반복되고 있는 독감도 인플루엔자바이러스influenza virus에 의한 감염병인데 해마다 돌연변이로 형태가 바뀌기 때문에 매년 독감 예방주사를 맞아야 한다.

면역학Immunology은 우리 몸을 미생물과 같은 외부 침입자로부터 보호하는 면역immunity에 대해 배우는 과목이다. 면역은 우리 몸을 보호하는 군대와 같은 역할을 하며, 혈액 속에 있는 세포인 백혈구가 중요한 역할을 담당한다.

면역기능의 방법은 크게 두 가지로, 백혈구가 직접 미생물을 잡아먹거나 죽이기도 하고, 항체라는 물질을 만들어서 죽이기도 한다. 면역기능은 미생물과 연관성이 크기 때문에 미생물학과 함께 배우는 경우가 많다. 최근 바이러스에 의한 감염병이 유행하면서 면역학의 중요성이 강조되고 있다. 감염병 예방을 위한 백신vaccine은 마치 살아 있는 미생물이 우리 몸에 들어온 것처럼 느끼도록 만든 물질을 주사해 면역세포들이 항체를 만들어 내도록 하는 방법이다.

기생충학Parasitology은 우리 몸에 기생하면서 살아가는 생명체인 기생충parasite의 종류와 이들이 일으키는 질병에 대해 배우는 과목이다. 말라리아malaria와 같이 열대지방에서 모기에 물린 후 기생충 질환이 생기는 경우가 많아, 기생충학 대신 '열대의학Tropical medicine'이라고 부르기도 한다. 우리나라와 같은 선진국은 주변환경이 청결해 기생충에 의한 질환이 많이 줄어들었으나, 그렇지 못하거나 열대지역 국가에서는 아직도 많이 발생한다. 열대지역 국가에서 한동안 체류해야 하는 경우 예방주사를 반드시 맞아야 한다.

예방의학Preventive Medicine은 우리 몸에 질병이 발생하기 전에 예방하는 것을 다루는 과목이다. 가장 대표적인 세부 분야는 '역학Epidemiology'인데, 건강을 위협하는 질병의 발생 원인과 특성 등을 다룬다. 예방의학은 코로나19의 역학조사와 같이 미생물에 의한 감염병에서 중요한 역할을 한다. 감염병이 왜 발생했고, 어디서 시작되었으며, 현재는 어떻게 퍼지는지, 앞으로는 어떻게 될 것이고, 어떻게 막아야 하는지 등을 다루는 것이고 이를 위한 조사가 역학조사이다.

예방의학에서는 평소에 건강한 몸을 유지하기 위한 보건관리와 정책을 배우기 때문에, 국가의 보건정책을 다루는 보건복지부와 질병관리청 등 고위 공무원 중에 예방의학을 전공한 전문의들이 많다.

의공학Medical Engineering, Biomedical engineering은 의학과 공학을 접목한 과목으로, 공과대학 중 하나로 설치된 경우가 많지만, 의과대학에서 하나의 과목으로 가르치기도 한다. 주로 환자 진단에 사용되는 각종 기계에 관한 지식과 로봇수술 등 치료에 사용되는 기기나 재료에 관한 것을 배운다.

최근 인공지능artificial intelligence, AI에 대한 관심이 높아지고 앞으로의 활용 가능성이 커지면서 인공지능 기술의 핵심인 뇌과학과 컴퓨터공학을 함께 이해할 수 있는 의공학에 대한 관심도 높아졌다. 인공지능 로봇의 발달이 빠르게 이루어진다면 의공학도 따라서 발전하게 될 것이다.

의공학을 배우는 시기는 대학마다 다르다. 의예과나 기초의학 단계에서 배우기도 하며, 임상의학을 배우는 단계에서 배우기도 한다.

임상의학 과목들

기초의학 과목이 마무리되면 임상의학 과목을 배운다. 임상의학 과목은 대학병원에 가면 볼 수 있는 내과학, 외과학, 소아청소년과학, 산부인과학, 정신건강의학 등 5개가 대표적인데 이를 '핵심 과목core course'이라고도 한다. 주로 환자가 많이 발생하는 질병을 다루므로, 질병이 발생하는 부위와 원인에 따라 세분화하고 있다.

핵심 과목 외에도 질병의 종류에 따라서 응급의학, 신경학, 가정의학, 재활의학, 안과학, 이비인후과학, 피부과학, 비뇨의학, 마취통증의학, 영상의학, 진단검사의학, 방사선종양학, 직업환경의학산업의학, 핵의학 등의 과목이 있다.

내과학

내과학Internal Medicine은 임상의학의 가장 기본으로, 각종 질병의 발생원인, 경과, 진단방법, 치료법 등을 다룬다. 내과는 18세 이상의 성인소아청소년과는 18세 이하 환자를 대상으로 하고, 어떤 질병인지를 진단하고 약물치료 등 수술 이외의 방법으로 치료하는 것이 특징이다. 만약 수술이 필요하면 외과에서 환자 치료를 맡게 된다.

내과의사또는 내과 전문의를 미국에서는 Internist라 부르고, 영국

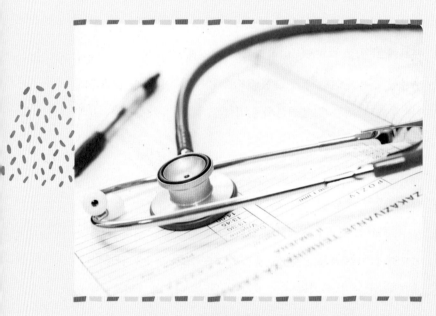

내과학을 대표하는 청진기

내과학은 임상의학의 가장 기본으로, 각종 질병의 발생원인,
경과, 진단방법, 치료법 등을 다룬다.

에서는 Physician이라고 부른다. 의과대학을 졸업한 뒤, 의사면 허만 있고 전문의가 아닌 경우는 일반의general physician, GP라고 부른다. 그만큼 내과학이 환자를 진료하는 데 있어 기본 지식이라는 것을 의미한다.

내과학은 과거에는 하나의 통합된 과목으로 배우고 환자를 진료했으나 질병에 관한 연구가 진행되면서 배워야 할 내용이 많아져 소화기내과, 호흡기내과, 심장내과, 내분비내과, 혈액종양내과혈액내과와 종양내과를 함께 다룸, 신장내과, 감염내과, 류머티스내과의 8개 분과로 나누어졌고, 이후에 알레르기내과가 추가되어 현재는 9개다.

소화기학Gastroenterology은 소화기계의 내과학이며, 위장관계통의 질병을 진단하고 치료하는 것을 배운다. 내과 진료를 받으러 병원이나 의원을 찾는 사람 중 대부분이 소화기내과 환자이다. 소화기내과학은 위염과 같은 위장 질환, 설사나 복통과 같은 소장 및 대장 질환, 소화액과 호르몬을 분비하는 췌장의 질환 등을 배운다.

우리나라에서는 위암의 발병률이 높고 최근 대장암도 늘고 있는데, 이를 위해서는 내시경endoscopy을 이용해 위암과 대장암을 직접 눈으로 보고 진단한다.

호흡기학Pulmonology은 호흡기계의 내과학이며, 호흡기계통 질병의 진단과 치료를 배운다. 소화기내과 환자 못지않게 많은 환자가 호흡기내과이다. 간단한 감기부터, 폐에 염증이 생기는 폐렴과 폐결핵, 기관지에 염증이 생기는 기관지염, 폐에 생기는 암인 폐암 등 폐에 발생하는 질병에 대해 배운다.

최근 미세먼지와 환경오염물질의 증가, 코로나19와 같은 바이러스 감염병의 증가로 호흡기질환이 많아지고 있어 더욱 중요해졌다.

심장학Cardiology은 심장 및 순환기계의 내과학이며, 심장의 질병과 함께 심장과 연결된 혈관의 질병도 배운다. 심장과 혈관을 함께 다루지만, 심장에 생기는 질병이 아주 중요하기도 하고 혈관의 질환도 심장과 연관되어 발생하므로 심장학으로 부르고 있으며, 병원에서 진료과의 이름도 심장내과이다.

심장에 생기는 대표적인 질병은 심근경색이다. 심장에 영양을 공급하는 혈관이 막혀서 심장 세포가 죽고, 이어 심장이 멈추면서 사망하게 되는 무서운 질병이다. 심장이 멈추면 뇌로 혈액이 공급되지 않아 3~5초 안에 뇌가 기능을 멈추면서 의식을 잃고 쓰러진다. 이 상태가 3~5분 정도 지속되면 뇌의 신경세포가 죽는 뇌사 상태에 빠지게 된다.

심장의 대표적 질병 중에는 부정맥도 있다. 부정맥은 심장박동이 불규칙하게 빨라지거나 느려지는 등 이상한 리듬을 보이는 것이다. 심근경색에서도 부정맥 현상이 나타나는데, 심장이 멈추기 직전에 흔히 나타나는 부정맥이 '심실세동ventricular fibrillation' 이다. 응급실이나 수술실을 배경으로 하는 영화나 드라마에서 환자의 심장박동이 멈출 때 '심실세동!'이라고 외치면서 제세동기 또는 심장충격기를 이용해 2개의 전극을 심장 위쪽과 아래쪽에 붙이고 강한 전기를 흘려 심장의 심실세동 부정맥을 강제로 멈추게 하는 모습을 볼 수 있다.

심장학에서 배우는 혈관의 주요 질병으로는 고혈압이 있다. 심장이 수축과 이완을 반복할 때, 혈관으로 나간 혈액에 의해서 혈관 속의 혈압이 변동된다. 정상 혈압은 수축할 때 120mmHg 이하이고, 이완할 때 80mmHg 이하이다. 고혈압은 심장이 수축할 때 140mmHg 이상이거나, 이완할 때 90mmHg 이상인 경우를 말한다. 여기서 mmHg는 수은mercury, Hg 기둥 1mm의 높이가 나타내는 압력이다.

내분비학Endocrinology은 우리 몸에서 여러 종류의 호르몬을 분비하는 내분비계의 질병을 진단하고 치료하는 내과 과목이다. 호르몬은 몸의 여러 장기와 조직의 기능에 영향을 주는 물질이다.

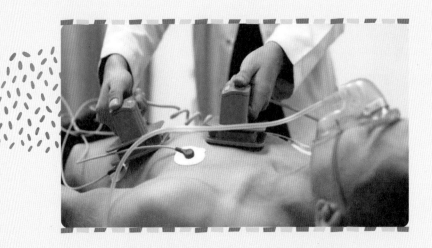

심실세동 부정맥을 제거하기 위한 제세동기(심장충격기)
응급실이나 수술실을 배경으로 하는 영화나 드라마에서 자주 등장한다.

내분비학에서 배우는 대표적인 질병은 당뇨병diabetes mellitus으로, 췌장에서 분비되는 호르몬인 '인슐린'이 적게 나오거나 제대로 작용하지 않을 때 생기는 병이다. 인슐린은 혈액에 있는 포도당을 세포 속으로 넣어 세포가 에너지를 만들 수 있게 해주는 중요한 호르몬이다. 당뇨병에 걸리면 인슐린의 작용이 어려워 혈액에 포도당이 증가하면서 소변으로도 당분이 배출되므로 당뇨병이라고 부르게 되었다. 당뇨병이 생기면 눈과 신장 등 여러 장기와 조직의 혈관과 신경에 문제를 일으킨다.

혈액학Hematology은 혈액에서 생기는 질병을 진단하고 치료하는 내과 과목이다. 혈액은 우리 몸의 세포에 산소를 운반해 주는 역할을 한다. 대표적인 질병은 빈혈이다. 빈혈이 생기면 혈액의 산소 운반이 잘 안 되어 움직이거나 운동할 때 어지러울 수 있다. 다른 질병으로는 백혈병이 있다. 백혈병은 혈액 속에 정상적인 백혈구가 부족해져 미생물의 감염병이 잘 생기게 된다. 백혈병은 혈액에 생긴 암의 한 종류이다.

종양학Oncology은 우리 몸에 생긴 암의 진단과 치료를 배우는 내과 과목이다. 암은 우리 몸의 거의 모든 부위에서 발생하고 종류도 다양하지만, 암을 진단하고 치료하는 방법은 비슷한 면이 있으므로 종양학에서 전체 암의 진단과 치료법을 함께 배운다.

　종양내과에서는 항암제와 같은 약물치료를 한다. 혈액학에서 배우는 백혈병도 혈액의 종양이므로 혈액학과 종양학을 함께 배우는 경우가 많다. 대학병원 내과 진료과의 종류를 보면 혈액종양내과 또는 종양혈액내과로 적혀 있다.

　신장학Nephrology은 신장 및 비뇨기계의 내과학이며, 우리 몸에서 만들어지는 노폐물을 소변으로 제거하는 중요한 장기인 신장콩팥에 발생하는 질병을 진단하고 치료하는 것을 배운다. 신장에 생기는 대표적인 질병은 '급성신부전'과 '만성신부전'이 있다. 신부전이란 신장의 기능이 망가진 것을 말한다. 몸의 다른 곳의 질병 때문에 갑자기 신장 기능이 작동하지 않는 급성신부전이 발생하면 소변으로 노폐물이 배출되지 않아 혈액 속에 쌓인 노폐물 때문에 심각한 문제가 발생한다.

　고혈압이나 당뇨병 등을 제대로 치료하지 않고 방치하면 신장이 서서히 망가져 만성신부전이 생긴다. 만성신부전이 되면 혈액 속의 노폐물을 소변으로 적절히 제거하지 못하므로, 혈액을 몸 밖으로 빼내 기계장치를 거쳐 노폐물을 여과한 다음 다시 혈관 속으로 보내는 '신장 투석'을 며칠에 한 번씩 받아야 한다.

감염학Infectology은 감염내과학을 말하며, 미생물에 의한 감염병을 진단하고 치료하는 것을 배운다. 미생물학에서 배운 세균, 바이러스, 곰팡이 등의 미생물은 우리 몸에서 여러 감염병을 일으킬 수 있다. 감염병이 유행하면 이를 진단하고 치료하며, 감염을 차단하는 등의 종합적인 관리를 담당하는 곳이 바로 감염내과이다.

류머티스학Rheumatology은 류머티즘성 관절염과 같은 자가면역성 질환을 진단하고 치료하는 것을 배운다. 자가면역성 질환이란 우리 몸을 미생물의 감염으로부터 보호하는 면역시스템에 이상이 생겨서 정상적인 세포를 공격해 파괴하는 질환을 말한다. 대표적인 질환이 류머티즘성 관절염인데 자가면역 반응에 의해 관절에 염증을 일으키고 관절 조직을 파괴하는 특이한 질환이다.

알레르기내과학은 우리 몸에 알레르기 반응을 일으키는 질병을 진단하고 치료하는 것을 배운다. 알레르기 반응은 외부로부터 들어온 이물질에 대해 우리 몸의 면역계가 보호하기 위한 반응을 일으키는데 이때 나타나는 이상 반응을 말한다. 대표적인 질병은 기관지천식과 알레르기비염 등이다. 류머티스학과 마찬가지로 면역반응에 의한 질병을 다루므로 류머티스내과에서 함께 다루기도 한다. 학교에 따라서 알레르기내과학을 따로 가르치지 않고, 기관지천식은 호흡기학에서 다루고, 알레르기비염은 이비인후과에서 배우는 경우도 많다.

외과학

외과학Surgery은 내과 치료 이외에 수술로 치료해야 하는 질병과 수술 치료 방법을 배우는 과목이다. 의사를 주제로 하는 드라마나 영화에서는 외과의사의 수술 장면이 많이 등장한다. 그만큼 수술은 생명을 다루는 긴박하고 긴장되는 일이기 때문이다. 수술은 암과 같은 질병이 생긴 조직을 제거해 질병을 낫게 하는 것이므로 이론적인 지식에 못지않게 기술적인 수술기법을 익히는 것이 중요하다.

외과학도 과거에는 내과학처럼 하나의 과목으로 배우고 환자를 진료해 왔으나 우리 몸의 부위에 따라서 배워야 할 수술법이 늘어나고 복잡해지면서, 수술하는 부위를 중심으로 머리와 척추의 수술은 신경외과, 뼈와 근육의 수술은 정형외과, 심장과 폐의 수술은 흉부외과, 피부의 수술은 성형외과로 오래전에 분리되었다.

외과학 또는 일반외과학General surgery은 외과계 의사에 필요한 기본적인 이론과 기술을 배우는 과목이다. 외과학의 여러 분야 중에서 대표 과목으로, 주로 위장관 등 복부 부위 수술과 화상 치료 등을 배운다. 의과대학에서는 일반외과학을 배우지만, 외과학 전문의 중에서는 수술 부위에 따라 7개 분야로 구분한다. 간담췌외과는 간암이나 췌장암 등의 수술, 대장항문외과는 대장암이나 항문 치질 등의 수술, 위장관외과는 위암이나 대장암 등의 수술, 유방외과는 유방암 등의 수술, 혈관외과는 혈관 손상의 수술, 갑상선외과는 갑상선암 등의 수술을 담당한다.

또한 소아외과학Pediatric surgery은 어린이의 수술을 전문적으로 다룬다. 어린이는 어른과 달리 모든 장기와 조직의 크기가 작고, 구조와 기능에도 차이가 있다. 따라서 같은 이름의 병이라도 어른과 다르기 때문에 별도로 분리되었다.

그 외에 암 수술을 전문적으로 하는 종양외과학Oncologic surgery, 장기이식을 전문으로 하는 이식외과학Transplant surgery 등의 세부 분야도 있다.

신경외과학Neurosurgery은 신경 조직의 외과라는 의미로, 머리뼈 속의 뇌와 척추뼈 속의 척수spinal cord라는 중추신경계에 발생하는 질병을 수술로 치료하는 것을 배운다. 뇌에서 생기는 여러 종류의 암을 정교하게 제거하는 경우가 대표적이다. 그 외에 교통사고 등으로 뇌혈관이 손상되어 출혈이 일어나면 딱딱한 머리뼈 속에 혈액이 늘어나면서 뇌세포를 압박해서 사망하게 되므로 응급으로 손상된 혈관을 막는 수술을 해야한다.

또 척추뼈 사이의 추간판disc이 눌려서 허리 통증이 발생하는 추간판탈출증 또는 디스크라는 질병을 수술로 치료하는 것도 배운다.

신경외과는 우리 몸의 여러 기능을 조절하는 뇌와 척수의 신경을 수술하게 되므로 아주 위험하다. 그래서 정교한 수술기법이 필요하다. 뇌의 깊은 곳을 수술을 할 때는 아침부터 밤까지 수술이 이어지기도 한다.

정형외과학Orthopedic surgery은 주로 팔과 다리의 뼈, 근육 및 관절에 생긴 질환을 수술한다. 가장 흔한 정형외과 치료는 교통사고 등으로 팔과 다리의 뼈가 부러진 경우다. 이때는 수술로 부러진 뼈를 고정하고 석고붕대로 감아 뼈가 붙도록 한다. 팔, 다리, 손, 발 등의 관절에 손상이 일어나거나 노화로 관절염이 생긴 환자를 수술이나 약물을 이용해 치료하는 것도 대표적인 정형외과 치료이다.

팔과 다리의 큰 뼈를 수술하는 경우에는 톱으로 뼈를 자르고,

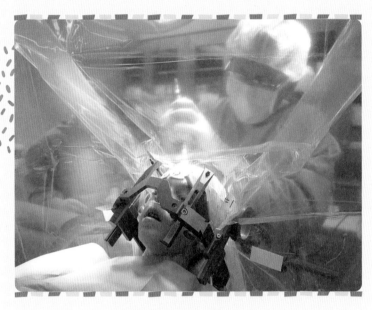

내시경을 이용해 뇌 수술을 하는 모습

신경외과에서 진행하는 수술은 매우 위험해 정교한 수술기법이 필요하다.

망치로 못을 박기도 하고, 드릴로 구멍을 뚫기도 하는 등 각종 도구를 사용해 상당히 거친 수술을 하게 되므로 강한 체력이 필요하다.

흉부외과학Thoracic surgery은 우리 몸에서 심장과 폐를 감싸 보호하고 있는 갈비뼈로 구성된 흉부에 발생한 질병을 수술로 치료하는 것을 배운다. 대표적인 질병은 폐암인데 내과적인 약물치료 이외에 수술로 암이 있는 부위를 제거한다. 자동차 사고 등으로 흉부가 손상되었을 경우도 흉부외과 의사가 폐와 혈관을 수술한다. 이런 치료는 응급실을 배경으로 하는 의학 드라마나 영화에서 자주 볼 수 있다.

또한 선천성 심장병이나 심장판막질환 등으로 심장 기능에 문제가 생겼을 때 수술로 고치는 것도 흉부외과의 대표적인 수술이다. 특히 심장은 우리가 살아 있는 한 끊임없이 수축과 이완을 반복하면서 심장박동을 하고 있으므로 몹시 어려운 수술이다. 심장 수술을 위해서는 심장의 기능을 대신하는 특별한 기계를 이용해 환자의 혈액을 심장 대신 순환하게 만든 다음, 심장박동을 멈추어 움직이지 않는 상태에서 수술해야 한다. 수술을 마치고 다시 혈관을 심장에 연결해 심장박동을 정상으로 회복시키고 혈액이 순환하도록 만든다.

성형외과학Plastic surgery은 화상 등으로 손상되어 변형된 피부와 피하조직을 원래 상태로 회복시키는 회복수술과 얼굴 등을 미용 목적으로 변화시키기 위한 미용수술을 배운다. 요즘은 미용수술이 강조되어서 얼굴 피부만 수술하는 것으로 알려져 있으나, 성형외과학에서 다루는 수술은 얼굴, 몸통, 팔다리 등 모든 부위의 피부와 피하조직이 포함된다. 성형외과 수술은 피부와 피하조직을 정교하게 수술하는 것이 중요하므로 세밀하고 조심스러운 손놀림이 필요하다.

산부인과학

산부인과학Obstetrics and Gynecology은 산과학과 부인과학이 합쳐진 것이다. 산과학은 여성의 임신과 분만을 관리하는 과목이고, 부인과학은 여성의 생식기관에 발생하는 질병을 배우는 과목이다. 남성의 생식기관 질병은 비뇨의학과에서 다룬다.

소아청소년과학

소아청소년과학Pediatrics은 어린이와 청소년에게 발생하는 여러 질병을 진단하고 치료하는 내과계 과목이다. 내과는 어른을 대상으로 하고, 소아청소년과는 18세 이하를 대상으로 한다. 과거에는 소아과학이었으나 청소년까지 진료 범위에 포함하면서 소아청소년과학으로 이름이 바뀌었다.

의과대학에서는 소아청소년과학을 하나의 과목으로 배우지만, 소아청소년과도 내과와 마찬가지로 많은 질병을 다루게 되므로 질병이 생기는 부위와 특징에 따라 9개 세부 전문분과로 나누어졌다.

감염병을 다루는 소아감염 분과, 호르몬 질환을 다루는 소아내분비 분과, 위장관 질환을 다루는 소아소화기영양 분과, 신경계 질병을 다루는 소아신경 분과, 태어난 지 1년 이하의 신생아를 다루는 신생아 분과, 신장콩팥 질병을 다루는 소아신장 분과, 심장 질환을 다루는 소아심장 분과, 알레르기 질병과 호흡기 질병을 다루는 소아알레르기 및 호흡기 분과, 혈액 질병과 암을 다루는 소아혈액종양 분과이다.

정신건강의학

정신건강의학^{Psychiatry}은 뇌의 구조와 기능에 문제가 생겨서 인지능력, 인식능력, 감정조절, 심리 등의 정신건강에 이상이 생긴 질병을 진단하고 치료하는 과목이다. 과거에는 정신과학과 신경정신과학이었으나 최근 정신건강의학으로 바뀌었다.

뇌의 구조와 기능에 이상이 생긴 질병 중에서 수술이 필요한 질병은 신경외과에서 다루고, 수술 없이 내과적으로 치료하는 질병은 정신과 또는 신경정신과에서 다루어 왔다. 1993년 신경정신과에서 뇌 질병의 내과적 치료를 다루는 신경과^{Neurology}가 분리되면서 정신건강의학은 정신 기능에 문제가 생긴 질병을 진단하고 치료하는 과목으로 바뀌었다.

정신건강의학은 질병을 진단하고 치료하는 방법에서도 다른 의학 과목과는 상당히 다른 면이 있다. 인지, 인식, 감정, 심리 등을 다루므로 생물학적 과목이라기보다는 인문학적 과목이라는 생각이 들기도 한다. 정신건강의학 관련 주요 질병으로는 자살의 주요 원인이 되는 우울증, 여러 정신 기능에 문제가 생기는 심각한 질병인 조현병^{과거 정신분열증}, 외상후스트레스증후군, 자폐증 등이 있다.

응급의학 📋

응급의학Emergency medicine은 주로 응급실에 오는 급성 질환이나 손상 환자와 관련된 질병을 다루는 과목이다. 모든 질병은 내과계 과목이나 외과계 과목에서 전문적으로 진단과 치료를 담당하지만, 급한 상태가 되면 우선 응급실로 와서 치료를 받는다. 응급의학과 의사는 환자의 급한 상황을 해결한 후, 그 질병을 전담하는 내과계 또는 외과계 의사가 천천히 진단 및 치료를 할 수 있도록 만들어준다.

과거에는 응급실에서 응급 환자를 초기에 처치하는 역할을 인턴 과정 의사가 담당했지만 환자의 초기 처치 여부에 따라 생명이 영향을 받을 수 있다는 판단에 따라 1995년 응급의학 전문과목이 만들어졌다.

내과 계열 과목 📊

가정의학Family medicine은 **나이**성인 또는 소아청소년**나 성별**남자 또는 여자과 무관하게 모든 종류의 질병을 다루는 종합적 의학 과목이다. 따라서 가정의학에서는 내과학, 외과학, 소아청소년과학, 산부인

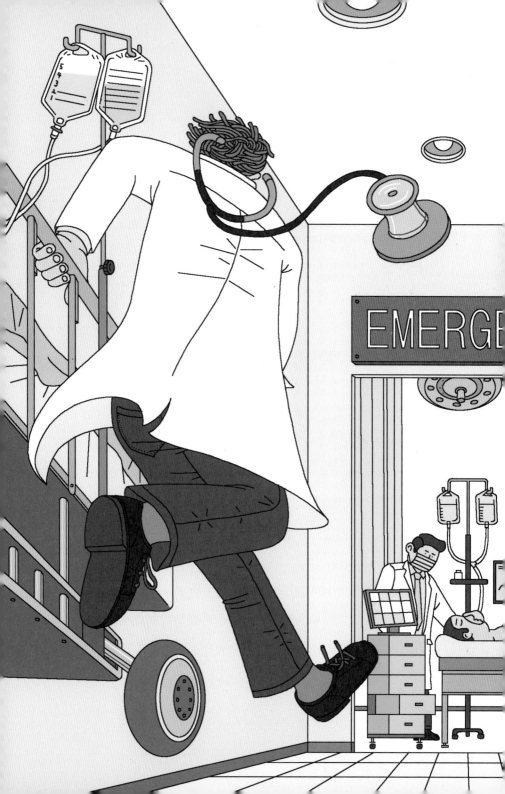

과학, 정신건강의학의 5개 핵심 과목에서 다루는 질병 중, 흔히 볼 수 있는 질병에 대해 간략하게 배운다. 개인뿐 아니라 가족 전체의 건강을 지키고 질병을 예방한다는 의미로 '가정의학'이라고 한다.

신경학Neurology은 뇌의 구조와 기능에 문제가 생긴 질병을 내과적으로 진단하고 치료하는 과목을 말하며, 신경과학Neuroscience은 주로 뇌와 척수 등의 중추신경과 신경세포 자체의 구조, 기능, 질병 등을 연구하는 연구 분야를 말한다. 병원에 있는 신경과는 신경학을 다루는 과목이다. 뇌의 질병 중에서 수술이 아닌 내과적 치료를 담당하고, 정신 기능의 문제를 제외한 질병을 다룬다.

주로 다루는 질병으로는 노인 인구 증가에 따라 환자가 늘고 있는 치매, 뇌혈관에서 출혈이 생기는 뇌졸중, 뇌혈관이 막히는 뇌경색 등이 있다. 치매와 같은 질병은 내과적 치료와 함께 정신과적인 치료도 필요하므로 정신건강의학에서 다루는 질병이기도 하다.

재활의학Rehabilitation medicine은 어떤 질병이나 사고로 수술이나 치료받은 후 몸의 상태를 정상으로 회복시켜 주는 과목이다. 주로 척추나 팔다리를 질병이나 사고로 정형외과에서 수술한 환자의 움직임을 정상으로 되돌리기 위해 약물치료, 물리치료, 운동치료 등을 한다. 정형외과가 뼈, 근육 및 관절의 질병을 수술로 치료하는 과목이라면, 내과적으로 치료하는 과목이 바로 재활의학이다.

뇌출혈이 일어난 뇌졸중 환자, 교통사고 등으로 척추손상을 입은 환자, 뼈와 관절에 질병이 생긴 환자 등을 주로 진료한다. 스포츠와 관련된 손상을 회복시켜 주는 것도 재활의학이므로 스포츠의학과 관련성이 많다.

피부과학Dermatology은 피부에 생기는 여러 질병을 내과적으로 진단하고 치료하는 과목이다. 털이나 손발톱에 관련된 질병도 피부과학에서 배운다. 주된 질병으로는 대머리 등의 탈모증, 얼굴의 염증성 질환인 여드름, 피부알레르기, 피부암 등이며 약물치료가 많지만 간혹 간단한 수술로 치료하기도 한다. 최근에는 피부의 노화 예방과 미용에 대한 사람들의 관심이 커지면서 피부미용 관련 환자가 많아지고 있다.

외과 계열 과목 🏥

비뇨의학Urology은 우리 몸의 세포가 영양분을 이용한 후 만들어지는 노폐물을 소변으로 배출하는 기관인 신장콩팥, 요로, 방광을 포함한 비뇨계에 발생하는 질병과 남성의 생식계에 발생하는 질병을 다루는 과목인데 수술 치료가 많아 외과계 과목에 속한다. 비뇨기계 질병은 남성과 여성 환자 모두를 담당하지만, 여성의 생식계 질병은 산부인과의 부인과에서 다룬다.

비뇨계 질병 중에서 신장에 생긴 질병의 내과적인 치료는 신장내과학에서 다루고, 비뇨의학에서는 외과 수술 치료를 다룬다. 주된 비뇨계 질병으로는 신장이나 방광의 암, 여성에게 잘 생기는 방광염, 요로에 돌이 생겨 소변 배출이 안 되면서 심한 통증을 일으키는 요로결석 등이 있다. 주된 남성 생식계 질병으로는 남성의 생식 기능을 곤란하게 만드는 발기부전증이 있고, 노화에 따라 요로를 감싸고 있는 전립샘이 커져서 소변 보는 것을 어렵게 만드는 전립샘비대증이 있다.

안과학Ophthalmology은 눈에 관련된 질병을 진단하고 치료하는 과목으로 수술이 필요한 질병이 많으므로 외과계 과목에 속한다. 주로 다루는 질병은 눈병이라고 말하는 결막염, 나이가 들면서 눈의 앞쪽 각막이 불투명하게 흰색으로 변하는 백내장, 눈 속의 액체 압력이 높아져 시신경에 손상을 주는 녹내장이 많다.

질병 이외에 눈의 시력을 정상으로 유지하기 위한 치료도 다룬다. 청소년기에 잘 생기며 먼 곳의 물체가 잘 안 보이는 근시, 나이가 들면서 가까운 물체를 보기 힘들어지는 원시 등의 시력 교정도 안과에서 배운다.

이비인후과학Otolaryngorhinology은 귀이, oto, 코비, rhino, 인후laryngo 부위에 생기는 질병을 진단하고 치료하는 과목으로 수술이 많아 외과계에 속한다. 의학계에서는 귀Ear, 코Nose, 목구멍또는 인두, Throat 부위의 질병을 다룬다는 의미에서 영어 약자 ENT로 간략히 부른다. 귀에 생기는 주된 질병은 중이염이며 청각 기능의 이상을 다루기도 한다. 코에 생기는 주요 질병은 알레르기비염, 코골이, 수면무호흡증 등이 있다. 인후부에 생기는 주요 질병은 감기가 가장 흔하고, 후두염이나 성대의 손상 등도 다룬다.

요즘은 뇌를 제외한 머리와 목 부위에 생기는 암인 두경부암의 치료도 다루고 있다.

지원 계열 과목 🌡️

　마취통증의학은 마취과학Anesthesiology으로 흔히 알려져 있으며, 최근 통증의학Pain medicine을 다루면서 마취통증의학으로 이름이 바뀌었다.

　마취과학은 수술 환자를 안전하게 마취하고, 수술 후에는 안전하게 회복시키기 위한 지식을 배우는 과목이다. 따라서 마취과학 전문의는 병원에서 환자를 직접 진료하지 않고, 수술실에서 근무한다. 또 수술 중에 발생하기 쉬운 심장마비를 치료하는 심폐소생술을 전문적으로 담당하고 있으며, 상태가 심한 환자들이 입원해 집중적인 치료를 받는 중환자실을 담당한다.

　최근에는 여러 질병 때문에 만성적인 통증을 호소하는 환자들의 삶의 질을 높이기 위해, 마취과학에서 통증 치료를 전문적으로 담당하게 되었고 이름에도 통증의학을 포함하게 되었다.

　영상의학Radiology은 영어 이름에서 보듯이 방사선을 이용해 질병을 진단하는 것을 다루는 과목이다. 이전에는 빛의 한 종류인 엑스레이X-ray를 이용해서 진단했으므로, 영어 이름에 충실하게 방사선학이라고 했으나, 최근에는 초음파를 이용한 초음파검사, 컴퓨터단층촬영Compute tomography, CT, 자기장을 이용한 자기공명

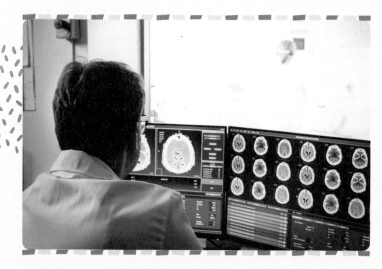

영상의학

영상의학 전문의는 환자를 직접 진료하지는 않고
다른 과목의 의사가 환자를 진단하는 것을 도와주는 역할을 한다.

영상Magnetic resonance imaging, MRI 등 다양한 검사 방법이 개발되면서 영상을 이용해 질병을 진단하는 과목이라는 의미로 영상의학으로 바뀌었다. 영상의학 전문의는 환자를 직접 진료하지는 않고 다른 과목의 의사가 환자를 진단하는 것을 도와주는 역할을 한다.

진단검사의학Laboratory medicine은 환자의 질병을 진단하기 위해 필요한 혈액검사, 소변검사, 체액검사, 미생물 검사, 유전자 검사 등을 다루는 과목이다. 영상의학과 마찬가지로 환자를 직접 진료하지 않고, 다른 과목의 의사들이 환자를 진단하는 데 필요한 각종 검사를 하고 그 결과를 판독해 진단을 도와준다.

환자의 진단을 위한 여러 검사 중에서 세포와 조직의 검사는 병리과 전문의가 담당하고 그 이외의 검사는 진단검사의학 전문의가 담당하므로 과거에는 임상병리학Clinical pathology이라고 부르기도 했다.

코로나19 의심 환자의 코와 인두부에 있는 액체 속에 바이러스가 있는지 검사해 양성이나 음성 여부를 판독하고, 코로나19 백신 주사를 맞은 경우 바이러스에 대한 항체 생성 여부를 검사하는 것도 담당한다. 최근 중요성이 높아지고 있는 과목이다.

방사선종양학Radiation oncology은 빛의 한 종류인 방사선의 에너지를 이용해 악성 종양인 암세포를 파괴하는 것을 다루는 과목이다. 과거에는 방사선을 이용해 치료하는 과목이라는 의미로 치료방사선과학으로 부르기도 했다.

암이 생긴 환자를 치료하는 과정은 외과계 전문의가 수술로 암 조직을 제거하고, 내과 전문의가 항암제 약물을 투여하고, 방사선종양학 전문의가 방사선으로 암 조직을 죽이는 과정을 적절히 조합해 치료 방법을 정한다. 수명이 늘어나고 노인 인구가 증가함에 따라 암 환자도 빠르게 늘고 있어 방사선종양학은 암 치료에 많은 역할을 하고 있다.

직업환경의학Occupational and Environmental Medicine은 1995년 산업의학으로 시작했으나 환경 관련 질병도 다루면서 2011년 직업환경의학으로 이름을 변경했다. 특정 직업이나 환경과 관련되어 발생하는 손상이나 질병을 예방하고 치료하는 것을 다루는 과목이다. 이름에서 보듯이 직업의학과 환경의학을 구분해 배우며, 중금속이나 독성 화학물질을 다루는 직업, 손상을 입기 쉬운 공장 노동자에게 주로 발생하는 질병을 다룬다.

핵의학Nuclear medicine은 원자핵의 변화로 나오는 방사성동위원

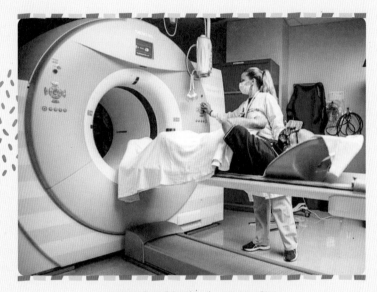

양전자방출 단층촬영(PET) CT를 찍는 환자

핵의학은 원자핵의 변화로 나오는 방사성동위원소를 이용해
질병을 진단하고 치료하는 과목이다.

소를 이용해 질병을 진단하고 치료하는 과목이다. 영상을 이용해 진단하므로 영상의학의 한 분야로 볼 수 있으나 방사성동위원소를 다루는 지식의 전문성으로 인해 하나의 과목으로 분리되었다.

방사성동위원소는 세포로 들어가거나 포도당이나 호르몬 등 특정한 물질에도 붙일 수 있으므로 이러한 성질을 이용해 우리 몸의 조직이나 세포 중에서 어떤 부위에 문제가 있는지 세부적으로 파악할 수 있고 치료에도 활용할 수 있다. 애플의 창업자 스티브 잡스는 췌장암을 치료하기 위해 핵의학적 치료법을 이용했다.

성형외과나 피부과는
왜 인기가 있을까?

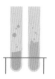

요즘 전문의 수련과목 중에서 인기가 높은 과목은 내과 계열에서는 정신건강의학과와 피부과, 외과 계열에서는 성형외과와 정형외과, 지원 계열에서는 영상의학과라고 볼 수 있다. 인기가 적은 과목으로는 내과, 외과, 산부인과, 소아청소년과와 같은 주요 핵심 과목들이 속한다. 인기 있는 과목의 전문의가 되기 위해서 수련의 과정에서 재수까지 하는 경우도 있지만 인기 없는 과목의 수련의 모집은 미달되기도 한다. 왜 이런 현상이 생기는 것일까?

전문의 수련과목을 선택할 때 고려하는 가장 중요한 요인을 생각해 보면 답이 있다. 과거에는 전문의 과목의 상징성이나 중요성, 그리고 의사로서의 사명감을 중요한 기준으로 선택했다. 그래서 기본적인 의학 과목이자 가장 많은 전문의가 필요한 내과가 인기 과목이었고 뒤를 이어 일반외과도 꾸준한 인기를 누렸다. 반면 중요성이 적은 질병을 주로 다루는 피부과나 성형외과, 환자의 진단을 도와주는 역할을 하는 영상의학과는 인기가 낮았다.

그러나 요즘에는 반대다. 가장 중요한 판단 기준은 워라벨work and life

balance이다. 상징성이나 사명감보다는 여유 있게 생활하는 것을 우선으로 생각하는 학생들이 늘었다. 또 워라벨 못지않게 중요한 것이 수입이다. 내과, 외과, 산부인과, 소아청소년과와 같은 주요 핵심 과목들은 중요한 질병을 다루기 때문에 전공의 수련 과정도 더 힘들고 시간도 많이 필요하다. 전문의가 되어 개인 의원을 개업했을 경우, 내과나 소아청소년과는 많은 수의 환자를 진료해야 만족할 만한 수입을 얻을 수 있다. 외과나 산부인과는 수술이나 분만과 같이 힘들고 위험한 치료를 담당해야 하는 데다 야간에 일해야 하는 경우도 많고, 수입도 적다.

그렇기 때문에 어렵지 않은 질병을 다루고, 수입도 좋은 피부과의 인기가 높아지게 되었다. 성형외과도 수술을 하기는 하지만 생명이 걸린 위험하고 어려운 수술이 아닌 데다 수입도 많아 인기가 높아졌다. 환자를 직접 진료하지는 않고 환자의 진단을 도와주는 영상의학과 역시 모니터를 보면서 진단만 하므로 심리적인 부담이 적다. 게다가 영상의학적 진단에 따르는 의료보험 비용이 높아지면서 수입도 상대적으로 늘었다.

그러나 어떤 과목이 인기가 있거나 없는 것은 시대에 따라 계속 변화되는 흐름이다. 예를 들어 산부인과나 내과의 전문의가 줄어들면 국가에서는 인력 감소를 해결하기 위한 대책을 세울 수밖에 없고 그에 따라 근무 조건이 개선되고, 수입도 늘면서 다시 인기과가 될 수 있다. 현재 인기과라도 언제까지 유지될지는 알 수 없다. 결국 자신이 가장 재미있게 일할 수 있는, 즉 적성에 잘 맞는 과목을 전공하는 것이 올바른 선택이다.

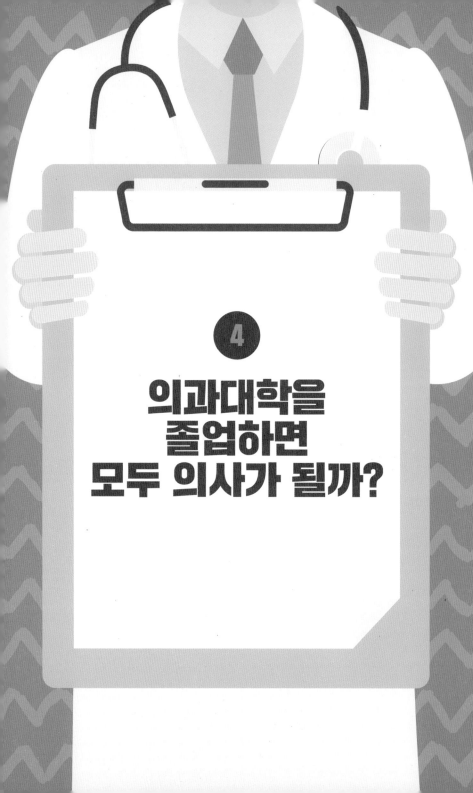

4

의과대학을
졸업하면
모두 의사가 될까?

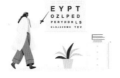

우리가 병원, 특히 대학병원과 같은 큰 병원에 가면 내과, 외과, 소아청소년과, 산부인과, 정신의학과 등 아주 많은 진료과가 있는 것을 볼 수 있다. 내과의사는 내과 환자만 진료해야 하고, 외과 환자를 진료하면 안 될까? 그렇지 않다. 의과대학의 마지막 학년인 본과 4학년을 마치면, 이듬해 1월 초 국가에서 실시하는 의사 국가시험을 응시하게 된다. 여기에 합격하면 의사면허증이 발급되고 의과대학을 졸업하면 의사면허증의 효력이 발생한다. 의사면허가 있으면 개인 의원이나 병원을 열고 어떤 환자든 진료할 수 있다.

수련의, 전문의, 분과전문의 🩺

그러나 우리나라 40개 의과대학 졸업생 3,000여 명 중 대부분은 곧바로 환자를 진료하는 의사가 아니라 전문의specialist가 되기 위한 수련의 과정에 들어간다. 수련의 과정은 1년의 인턴 과정과 3~4년의 레지던트 과정을 말한다. 수련의 과정을 마쳐야 전문의 시험에 응시해 전문의 자격증을 받을 수 있다.

인턴 과정은 1년 동안 의과대학 부속병원과 같은 수련병원에서 1개월마다 1개의 진료과에서 교수와 레지던트의 환자 진료를 도우며 여러 전문의 과정을 경험하고 환자 진료 지식과 기술을 배우는 과정이다.

인턴은 의사면허증을 가진 의사가 맞지만 자신이 직접 환자를 진단하고 치료할 수는 없고 교수나 레지던트의 진료를 보조하는 역할이 대부분이다. 그래서 인턴 과정이 필요 없는 것이 아닌가 하는 논란도 많다. 우리나라에서도 몇 년 전부터 인턴 과정을 없애자는 의견과 인턴 과정 동안 환자 진료에 더 집중하도록 역할을 확대하자는 의견이 제기되고 있으나 아직 결론을 내리지는 못하고 있다.

1년 동안의 인턴 과정을 마치면 자신에게 적합한 전문의 과목을 선택해 레지던트 과정에 들어간다. 전문의 과목은 앞에서 다룬 의과대학 과목 중에서 본과 과정에서 배우는 임상의학 과목과 거의 같다. 내과학, 외과학, 산부인과학, 소아청소년과학, 정신건강의학, 응급의학, 신경외과학, 정형외과학, 흉부외과학, 성형외과학, 가정의학, 신경과학, 재활의학, 피부과학, 비뇨의학, 안과학, 이비인후과학, 마취통증의학, 영상의학, 진단검사의학, 방사선종양학, 직업환경의학, 핵의학, 병리학, 예방의학 그리고 결핵및 호흡기학_{내과의 호흡기학 연관 분야} 등 26개 과목에 전문의 과정이 있으며, 이 중에서 하나를 선택한다.

아마도 많은 고등학생들이 졸업 후, 어떤 대학의 어떤 학과_{전공}를 선택할까 고민하고 있을 것이다. 의과대학생들도 마찬가지다. 의과대학에 입학해서 6년 동안 다양한 과목을 배우며 자신이 더 좋아하는 과목이 어떤 것인지 고민하며 전문의 과목을 선택한다.

전문의 과목을 선택할 때는 크게 내과계, 외과계, 지원계의 3가지 분류 중에서 먼저 자신이 적합한 분류가 어디인지 판단하는 것이 도움이 된다. 보통 질병의 진단과 치료에 관해 의학 지식을 찾고 공부하면서 환자를 진료하는 것을 좋아한다면 내과계 과목이 적합하다_{내과계 과목에는 내과학, 소아청소년과학, 정신건강의학, 가정의학, 신경과학, 재활의학, 피부과학이 속한다}.

반면에, 다소 긴장되고 거칠지만 빠르고 역동적인 치료 결과를 얻을 수 있는 수술 치료를 좋아한다면 외과계 과목이 적합하다_외

과계 과목에는 외과학, 산부인과학, 응급의학, 신경외과학, 정형외과학, 흉부외과학, 성형외과학, 비뇨의학, 안과학, 이비인후과학이 속한다.

또 직접 환자를 진료하는 것보다는 질병의 진단과 치료에 도움을 주는 것을 좋아한다면 지원계 과목이 적합하다.지원계 과목에는 마취통증의학, 영상의학, 진단검사의학, 방사선종양학, 직업환경의학, 핵의학, 병리학, 예방의학이 속한다.

자신이 원하는 전문의 과목을 잘 선택해 레지던트 과정에 들어가면 환자를 진단하고 치료하는 과정에 대한 이론적 지식과 기술을 자세히 배운다. 담당 교수가 외래 환자를 진료하는 것을 도우면서 환자를 진찰하고 상담하는 것, 진단을 위해 검사를 의뢰하는 것, 적절한 치료를 선택해서 처방하는 것 등에 참여함으로써 환자를 진료하는 방법과 과정을 배우게 된다.

또 입원한 환자의 주치의를 맡아 치료의 전체 과정을 담당 지도교수와 함께 책임진다. 이러한 과정을 거치면서 환자의 진찰, 진단, 치료하는 과정과 입원 치료하는 과정까지 전문적으로 깊이 있게 배우게 된다.

레지던트 수련의 기간은 과목에 따라서 3년 또는 4년인데, 만약 인턴 과정이 없어지게 된다면 레지던트 기간도 변경될 가능성이 있다. 이 과정을 모두 마친 뒤 해당 전문과목의 자격시험을 통과하면 전문의가 된다.

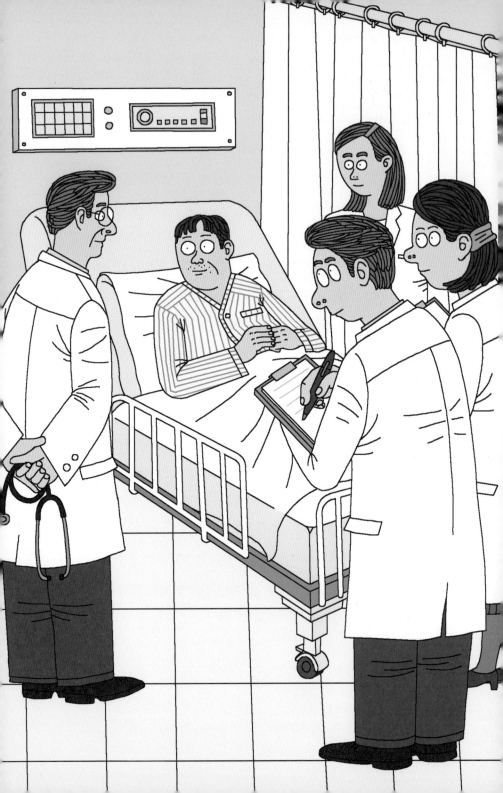

전문의가 된 이후에 추가로 분과전문의 과정을 거치는 경우도 있다. 내과, 외과, 소아청소년과는 진료하는 질병의 범위가 워낙 넓기 때문에 분과전문의 과정을 추가로 운영하고 있다. 보통 전문의 자격증을 받은 후 2년 정도 더욱 세분화된 분과 환자의 진단과 치료를 집중적으로 담당한 후 분과전문의 시험을 통과하면 분과전문의가 된다.

이러한 분과전문의 과정을 인턴과 레지던트 과정인 전공의 과정과 구분해 '펠로우fellow' 또는 '임상펠로우clinical fellow' 과정이라고 부른다. 학교와 병원에 따라서 강의와 연구도 맡을 수 있어 임상강사 또는 임상교수 등의 이름으로 부르기도 한다.

현재 대한의학회에서 인증이 되어 있는 분과전문의 과정을 기준으로, 내과학 분야는 호흡기, 소화기, 순환기, 알레르기, 류머티스, 신장, 감염, 내분비-대사, 혈액종양 분과의 9개 과정이 인증되어 있고, 소아청소년과학 분야는 감염, 내분비, 소화기영양, 신경, 신생아, 신장, 알레르기 및 호흡기, 혈액종양, 소아심장 분과의 9개 과정이 인증되어 있으며, 외과학 분야는 수부외과, 간담췌, 대장항문, 소아, 위장관, 유방질환 분과의 6개 과정이 인증되어 있다. 그 외에 중환자의학 분과, 외상학 분과, 소아응급의학 분과의 과정도 있다.

의료기관의 종류

의사들이 진료하는 시설인 병원이나 의원을 말하는 의료기관은 규모에 따라서 의원, 병원, 종합병원, 상급종합병원으로 구분된다. 2021년 기준으로 우리나라에는 의원급 의료기관은 31,687개, 병원급은 1,406개, 종합병원급은 353개가 있으며, 그 외에 병원급으로 특수병원 148개, 요양병원 1,452개가 있다. 의과대학 연관 의료기관 외에 치과병의원 17,503개, 한방병원 297개, 한의원 13,997개가 있어 우리나라 전체 의료기관 수는 모두 67,100개이다.

의원급 의료기관은 1~2명의 의사가 진료하는 소규모를 말하며 입원실을 갖추어도 30병상 _{입원 환자용 침대 수가 30개를 말함} 이하인 경우다. 동네의 개인 의원이 여기에 속하며, 사람들이 가장 먼저 찾아간다는 의미의 1차 의료기관이다.

병원급 의료기관은 중소병원으로 주요 핵심 전문과목인 내과 또는 외과와 함께 다른 전문 분야 의사 몇 명이 함께 진료하고, 30병상 이상의 입원실을 가진 의료기관이다. 주로 1차 의료기관인 의원급에서 진료 받은 후 입원해 치료받기 위한 환자를 담당하므로 2차 의료기관이라고 한다.

요즘에는 특정한 질병을 전문적으로 치료하기 위한 전문병원도 설립되고 있다. 전문병원이란 명칭은 보건복지부의 승인을 받아야 사용할 수 있으며, 관절, 뇌혈관, 대장항문, 수지접합, 심장, 알코올, 유방, 척추, 화상, 주산기, 산부인과, 소아청소년과, 신경과, 안과, 외과, 이비인후과, 한방중풍, 한방척추, 한방부인과의 19개 분야만 'OO전문병원'이라는 이름을 걸고 사용할 수 있다. 현재 전국에 100여 개의 전문병원이 개설되어 있다.

종합병원은 입원 병상 수가 100개 이상이면서 여러 주요 과목 전문의가 진료하는 병원급 의료기관인데 흔히 말하는 대학병원이 여기에 속한다. 종합병원도 입원 환자 위주로 치료를 하므로 2차 병원에 속한다.

병상 수가 100병상에서 300병상 사이의 규모인 종합병원은 주요 핵심 전문과목인 내과, 외과, 산부인과, 소아청소년과 중에 3개 이상의 전문의가 있어야 하고, 환자의 진단과 수술에 핵심적인 영상의학과, 진단검사의학과^{또는 병리과}, 마취통증의학과를 포함해 총 7개 이상의 전문과목의 전문의가 있어야 한다.

병상 수가 300병상 이상인 종합병원은 주요 핵심 전문과목인 내과, 외과, 산부인과, 소아청소년과의 4개 전문과목 전문의와 함께 정신건강의학과, 치과 의사가 있어야 하며, 영상의학과, 진단검사의학과^{또는 병리과}, 마취통증의학과를 포함해 총 9개 이상의 전문과목 전문의가 있어야 한다.

종합병원 중에서 3차 의료기관으로 부르는 상급종합병원은 진단과 치료가 어려운 질병을 전문적으로 진료할 수 있는 시설과 인력을 갖춘 종합병원을 대상으로 보건복지부에서 3년마다 지정하고 있다. 상급종합병원이 되려면 500병상 이상의 병실을 갖추고 여러 가지 인력, 시설, 장비, 교육여건 등의 조건을 충족해야 한다. 현재 우리나라 상급종합병원은 45개인데, 우리나라 의과대학은 40개이므로 의과대학마다 대략 1개 정도의 상급종합병원이 있는 것으로 볼 수 있다.

개원의와 봉직의

의과대학 졸업생 대부분은 전문의 과정을 마치고 전문의가 된 후에야 의사로서 환자 진료를 시작한다. 전문의 자격증 취득 후 가장 많이 선택하는 진로는 혼자 개인 의원을 여는 것이며 이 의사를 '개원의'라고 부른다. 우리나라 의사의 약 40%는 개원의로 활동하고 있다.

의사 혼자 의원을 여는 경우 간호사나 간호조무사를 고용해 환자 진료를 보조하도록 한다. 개인 의원 명칭에 자신의 전문의 자격증 과목을 적을 수 있다. 예를 들어 '홍길동 내과의원', '홍길동 외과의원', '길동 소아청소년과 의원' 등으로 표기한다. 물론 전문의 과목 이외 분야의 환자를 진료하는 것은 의사로서의 당연한 권리이므로 아무런 문제는 없다. 내과의원에서 소아청소년과 환자나 외과 환자를 진료하는 것은 아무런 문제는 없으므로 자신의 전문의 과목과 함께 다른 분야의 진료 분야를 적는 경우도 많다. 예를 들어 '홍길동 내과의원 – 진료과목 : 소아청소년과, 신경과, 피부과'로 적을 수도 있다.

다만, 앞에서 말한 전문의 자격증이 없는 일반의의 경우는 전문과목을 의원 이름에 적을 수 없다. 홍길동이란 의사가 내과 전문의가 아니라 일반의인 경우, '홍길동 의원 – 진료과목: 소아청소년과, 신경과, 피부과'로 적어야 한다. 전문의와 차이점은 병원 이름에 전문과목명을 쓸 수 없다는 점이다.

개인 의원을 여는 대신 다른 의사들과 함께 병원을 차리거나 의사로 취업할 수도 있다. 이렇게 의료기관에 근무하면서 월급을 받는 의사를 '봉직의' 또는 '병원의사'라고 말하며, 우리나라 전체 의사의 25% 정도가 봉직의로 진료하고 있다.

전체 의사의 20% 정도를 차지하는 대학병원 교수들과 15% 정도를 차지하는 대학병원 전공의^{수련의}도 병원에 소속되어 급여를 받으므로 봉직의에 포함되기는 하나 대학교수와 전공의는 보통 따로 분류한다.

의과대학 교수(임상교수 및 기초교수)

전문의 과정을 마치고 전문의로서 대부분 의원을 열거나 병원에 취업하지만, 연구와 교육을 위해 교수가 되기도 한다. 의과대학 교수는 진료하는 임상의학 교수^{임상교수}와 병원 진료를 하지 않는 기초의학 교수^{기초교수}로 나뉜다. 임상교수는 교수의 기본 업무인 연구, 교육과 함께 환자 진료를 하고, 기초교수는 연구와 교육 업무만 수행한다.

의과대학 교수들은 우리나라 전체 의사의 20% 정도를 차지하고 있으므로 적은 숫자가 아니다. 우리나라 40개 의과대학에는 1개 이상의 대학병원이 있고, 3차 의료기관인 상급종합병원도 45개나 되므로 대학병원에 소속된 임상교수도 상당히 많이 필요하다. 대학병원은 2차 또는 3차 의료기관인 종합병원급이므로 대학병원마다 30여 개 내외의 전문과목과 분과전문과목의 진료가 이루어진다. 과목마다 평균적으로 5명 내외의 임상교수가 있다고 보면 보통 1곳의 대학병원에 150여 명 이상이 근무하고 있다. 물론 규모가 더 큰 상급종합병원에는 몇 백 명이 근무하기도 한다.

우리나라에서 교수가 되려면 박사학위 자격이 필요한 것이 일반적이다. 전문의가 된 후 대학병원에서 임상교수로 근무하기를 원하면 대학원에 입학해 석사과정 2년과 박사 과정 2~3년을 거친 후 박사학위를 받아야 한다. 그러고 나서 박사학위 동안 배운 연구 지식과 기술을 더 높이기 위해 '박사후연구원Postdoctoral fellowship' 또는 '포닥postdoc'이라는 과정을 거친 후 교수로 발령받는 경우가 많다. 박사후연구원 과정은 보통 2년 이상이며, 국내 의과대학이나 대학병원에서 연구를 수행하기도 하지만 미국 등 해외의 유명한 의과대학이나 대학병원으로 연수를 가는 경우가 더 많다. 해외의 우수한 연구 지식과 기술을 배우기 위함이다. 결국 전문의가 된 후에 의과대학 임상교수가 되기 위해서는 박사학위나, 박사학위와 박사후연구원 경력이 필요하다.

임상교수가 되면 대학병원에서 외래 환자를 진료하고 레지던트들의 수련 교육을 지도한다. 또한 의과대학 학생들의 임상의학 강의와 임상실습 교육을 담당하며, 전공의들과 함께 임상 연구도 수행해야 한다. 따라서 다른 학과 교수들보다 상당히 바쁜 시간을 보내게 된다. 특히 외과계 임상교수들은 응급 환자가 발생하면 밤이나 주말에도 응급 수술해야 하므로 더욱 바쁘고 힘들다.

의과대학 기초교수는 의과대학 학생들의 예과 과정이나 본과 과정에서 배우는 기초의학 과목인 해부학, 생리학, 생화학, 병리학, 약리학, 미생물학, 예방의학, 기생충학 등을 가르치고, 그 분야의 연구를 수행하는 교수이다. 기초교수는 병원에서 환자 진료를 하지 않으므로 기초교수가 되기 위해 전문의 과정을 거칠 필요는 없다. 따라서 의과대학을 졸업한 후 곧바로 대학원에 진학해 석사와 박사 과정을 거쳐 박사학위를 받은 다음 기초교수로 발령받기도 하고, 임상의사와 마찬가지로 연구 능력의 향상을 위해 해외나 국내 대학에서 박사후연구원ᴾᴰ 과정을 거친 후 기초교수가 된다.

요즘은 연구 능력을 높이기 위해 박사후연구원 과정을 거치는 것이 보편적이며, 때로는 임상의학적 지식을 겸비하기 위해 인턴 1년 과정을 거친 후 대학원에 진학하거나 전문의를 취득한 후에 대학원에 진학하는 경우도 있다.

정부기관 공무원

의과대학을 졸업하고 의사면허를 취득한 후에 환자를 진료하는 의사가 아니라 보건복지부와 같은 정부기관에 공무원으로 취업해 보건의료 정책을 주관하는 행정가로 진로를 정할 수도 있다. 요즘은 보다 전문적인 보건의료 분야 행정가로 활동하기 위

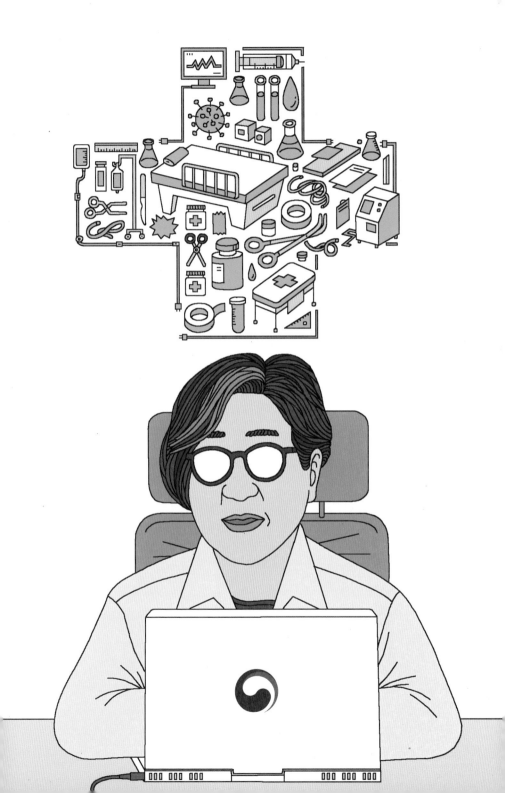

해 전문의 자격증까지 취득한 후에 공무원이 되는 경우가 많다.

일반 공무원이 9급부터 시작하는 것에 비해 의사면허가 있는 보건직 공무원은 과장급인 5급 사무관으로 채용된다. 전국 256개 보건소의 보건소장도 의사를 채용하는 것이 원칙이므로 보건소장으로 근무하는 경우도 많다.

2018년 말 기준으로 의사면허를 가진 공무원은 1,647명, 국가직 공무원은 1,102명, 지방직 공무원은 545명이다. 의사 공무원으로 보건의료정책 관련 행정직 업무를 수행하는 부처는 주로 보건복지부, 질병관리청, 환경부, 고용노동부 등이다. 진료 업무를 수행하는 의사 공무원은 주로 보건소장이나 보건소 소속 의사가 대부분이며, 일부는 법무부 소속의 교정시설에서 진료 업무를 담당하고 있다.

행정직 업무를 담당하는 의사 공무원이 근무하는 대표적인 정부 부처는 보건복지부다. 보건복지부에서는 국민의 보건을 관리하고 의료정책을 수립하고 관리한다. 보건복지부 공무원의 대표적인 사람은 코로나19의 총책임자로 활약을 했던 정은경 질병관리청장이다. 그 외 현재 보건복지부의 사무관은 15명으로 알려져 있다. 앞으로도 의사면허를 가진 공무원이 많이 필요한 실정이므로 의사 보건 공무원은 늘어날 것으로 보인다.

보건의료 분야 기업체 취업

　최근에는 의원 개원이나 병원 취업 대신 기업체에 근무하는 의사도 늘고 있다. 미래의 중요한 산업으로 급격한 성장을 보이는 바이오헬스, 디지털헬스, 신약개발 등 보건의료 분야 기업체를 의사가 직접 창업하기도 하고, 자문 역할 등을 담당하기 위해 취업하기도 한다.

의학 드라마에 자주 나오는
의사나 병원

우리나라나 해외에서 만든 재미있고 유명한 의학 드라마들이 많이 있다. 그런데 자세히 살펴보면 의학 드라마에서 자주 등장하는 병원이나 전문의 분야가 있다. 주로 급박하게 환자를 처치해야 하는 응급실이나 큰 수술을 하는 일반외과다.

우리나라에도 대학병원급에는 응급의학센터가 설치되어 있는 경우가 많지만, 미국에는 아예 응급 환자만 집중적으로 치료하는 대형 응급의학센터가 있고 주로 의학 드라마의 배경이 된다. 응급실이나 응급의학센터는 말 그대로 여유 있게 병원을 방문해 진료 받을 수 없을 정도로 심한 통증, 심한 손상 등의 환자를 진단하고 응급으로 치료하는 곳이다. 따라서 삶과 죽음이 오가는 드라마틱한 광경이 펼쳐지므로 의학 드라마로 최적의 조건이 된다.

그중에서도 교통사고나 총상 등으로 심한 손상을 입은 외과 환자들이 가장 많이 등장한다. 삶과 죽음이 오가는 긴박한 상황 속에서 응급의학 전문의와 외과 전문의 그리고 간호사가 한 팀을 이루어 응급 수술 끝에 환자를 살려내는 이야기는 충분히 감동스럽다.

물론 응급실에는 외과 환자 외에도 내과, 산부인과, 소아청소년과 등 다양한 응급 환자가 있다. 하지만 이런 환자들은 치료가 비교적 조용하고 차분하게 이루어지기 때문에 의학 드라마의 소재로는 적당하지 않은 모양이다. 드라마는 어디까지나 재미있어야 하기 때문이다.

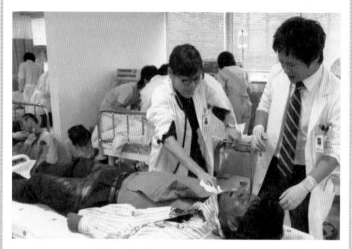

의학 드라마에 자주 등장하는 응급실 장면

5

의학의 미래는
어떻게
달라질까?

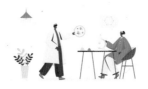

　건강과 관련한 사람들의 관심은 크게 두 가지다. '나는 몇 살까지 살 수 있을까?' 그리고 '나는 암과 같은 무서운 질병에 걸릴까?'이다.

　지난 400여 년 동안 우리 인류는 우주, 태양, 지구를 포함한 자연현상에 대해 물리적, 수학적, 화학적인 이해를 높여 왔다. 자연과학의 이해와 발달을 토대로 우리가 누리고 있는 과학 문명이 만들어졌다. 현대의 가장 첨단기기로 여겨지는 휴대전화만 해도 작은 기기 속에 컴퓨터와 전화기가 함께 들어 있는 셈이다. 우리나라에서 컴퓨터는 1980년대 후반부터 사용되었으므로 불과 40년밖에 안 되는 기간에 컴퓨터의 소형화 기술이 엄청나게 발전했다는 것을 알 수 있다.

과학이 발달하기 전에는 인체의 구조를 알아내기 위해 사망한 사람의 시신을 해부해 하나하나 그림으로 기록하면서 장기와 조직을 이해했다. 이러한 해부학적 지식을 바탕으로 간단하게 마취를 한 상태로 수술을 진행했다. 마취제가 없던 시절에는 환자가 수술 받는 동안 극심한 통증을 참아야 했고, 거친 수술 방법 때문에 수술 도중 사망하는 경우도 많았다. 그러나 연구가 거듭되면서 인체의 구조에 대해 정확하고 체계적으로 지식을 쌓게 되었다.

또한 우리 몸을 구성하고 있는 약 100조 개의 세포와 세포들로 이루어진 조직 그리고 조직들이 모인 각종 장기의 구조를 이해하게 되면서 여러 장기, 조직, 세포들이 생명현상을 나타내는 기능적 원리도 알아냈다. 이에 따라 각종 질병의 발병 원리를 파악하기 위한 연구도 이루어졌다. 뿐만 아니라 각종 진단용 기기와 약품, 치료용 의료기기와 약물도 계속 개발되고 있다.

불치병에서 만성질환으로

질병에 대한 연구가 꾸준히 진행되면서 우리 몸에 생기는 다양한 질병의 발생 원인도 어느 정도 밝혀졌고 치료 효과도 눈에 띄게 좋아졌다. 대표적인 질병이 악성 종양이라고 하는 암이다. 불과 20~30년 전만 해도 조기진단율이 높았던 위암 등을 제외하면, 암 진단은 거의 사망 선고를 받은 것이나 다름이 없었으므로 대표적인 불치병으로 불렸다.

당시에는 정기적인 건강검진 등이 보편화되지 않은 탓에 병원을 찾았을 때는 상당히 병이 진행된 경우가 많아 치료를 할 수 없는 비율이 높았기 때문이다. 특히 초기 증상이 없고 진행도 빠른 폐암, 간암, 췌장암은 일찍 발견하지 않는 한 마땅한 치료 방법도 없고 치료 효과도 낮아 6개월을 넘기기 힘든 경우가 많았다.

그러나 최근 들어 폐암, 간암, 췌장암의 조기진단법이 많이 개발되고, 수술 방법의 발달과 함께 항암 치료약제도 상당히 개발되어 암이라 하더라도 일찍 발견만 한다면 완치율이 상당히 높아졌다. 그러다 보니 암을 불치병이 아니라 노화하면서 발생하는 만성질환으로 취급할 정도다. 실제로 사람이 살아가는 동안 3명 중 1명은 암에 걸릴 정도의 발병률을 보이고 있다. 앞으로 수명이 더 길어지면 암 발병률은 올라가겠지만 완치 가능성도 더욱 높아질 것이다.

질병 진단 기술의 발달과 미래 ▦

수명 연장을 가능하게 만드는 중요한 요소 중 하나는 질병의 조기진단 기술과 방법의 발달이다. 현재 우리 몸에 생기는 질병 중에서 진단을 못 해서 치료를 못 하는 질병은 없다고 보는 것이 맞다. 이미 진단이라는 면에서는 거의 질병의 정복 단계에 와 있는 셈이다.

현재 의학계의 관심은 '어떻게 하면 아주 간단한 방법으로 최대한 빨리 질병을 진단할 수 있는가'이다. 가장 많은 연구가 진행 중인 것은 혈액을 이용하는 것이다. 이미 혈액을 이용해서 많은 질병을 진단하고 있다. 혈액 질환인 빈혈이나 백혈병이 대표적이다. 이 외에 간기능 검사나 콩팥 검사, 각종 호르몬의 변화로도 질병을 진단할 수 있다.

특히 많이 연구되고 있는 것은 암을 조기에 진단하기 위한 암 진단 물질인 '종양표지자tumor marker'이다. 위암, 대장암, 간암, 췌장암, 폐암, 유방암, 난소암, 전립샘암 등 암이 발생하면 혈액 속에 종양표지자가 증가하기 때문에 조기진단에 사용된다.

다만 이 종양표지자들은 암 초기에는 수치상으로 크게 변화가 없다거나, 어떤 암인지를 정확하게 진단하지는 못하는 단점이 있다. 그래서 어떻게 하면 더욱 확실하게 특정한 암을 찾을 수 있을 것인지에 대한 연구가 많은 나라에서 진행되고 있다. 아마도 수십 년 이내에 혈액을 이용해 모든 암을 조기에 정확히 찾아낼 수 있는 기술이 개발될 것이다.

종양지표자 이외에는 유전자를 이용한 진단 기술이 있다. 우리 몸의 질병 중에는 유전이 원인인 경우가 있다. 즉 특정한 유전자를 가진 사람이 특정한 암에 걸릴 확률이 높다는 연구 결과는 이미 많이 정리되어 있다.

암도 마찬가지다. 대표적으로 유방암을 들 수 있다. 유방암 관련 유전자인 BRCA1과 BRCA2 유전자를 가진 여성은 나이가 들면서 유방암에 걸릴 확률이 다른 사람에 비해 압도적으로 높다. 이런 경우, 암을 예방하기 위한 목적으로 유방 수술을 받기도 한다. 세계적인 배우 안젤리나 졸리도 2013년 37세의 나이에 예방적 유방 수술을 받은 것으로 유명하다. 이처럼 특정한 유전자를 가진 사람을 미리 검사해 암의 발생을 예측하고 적절한 생활방식 조절과 조기진단을 하는 방법이 실현되고 있다.

더 나아가서 특정한 유전자를 가진 사람들에게 그 유전자를 인위적으로 조작해 암을 일으키는 것을 막기 위한 기술도 활발히 연구되고 있다. 이에 따라 유전자 조작 기술도 발전하고 있는데 최근 기법은 '유전자 가위'이다. 말 그대로 유전자에서 원하는 부위만을 가위로 절단하듯이 조작한다는 의미에서 유전자 가위

라고 부른다. 유전자 가위를 이용해 아예 질병 발생을 막는 기술
이 현실화할 날도 멀지 않은 것으로 보인다.

질병 치료 약물의 발달과 미래

이번에는 수명 연장을 가능하게 만드는 다른 요소인 질병 치
료법의 발달에 대해서도 알아보자.

질병을 치료하기 위해서는 특정한 약물을 먹거나 주사로 맞는
약물치료와, 종양과 같이 문제가 생긴 조직을 제거하는 수술이
대표적이다.

약물치료의 역사는 아주 오래되었다. 의학에 대한 개념이 생
기기 전부터 어딘가가 아프고 불편할 경우 들판이나 숲에서 자
라는 특정한 식물을 갈아 즙을 내거나 끓여 먹으면 증상이 완화
되거나 치료된다는 사실을 경험적으로 알게 되었다. 그리고 이
를 특정한 증상에 대한 치료제로 이용해 왔다. 이러한 경험적 약
물 치료법을 중국에서는 '중의학'으로, 우리나라 한의과대학에서
'본초학'이라는 과목으로 배우고 있다.

1600년 무렵 유럽에서 시작된 과학적 사고와 분석으로 의학
의 발전이 계속되면서 식물을 이용한 경험적 약물치료에 대해서

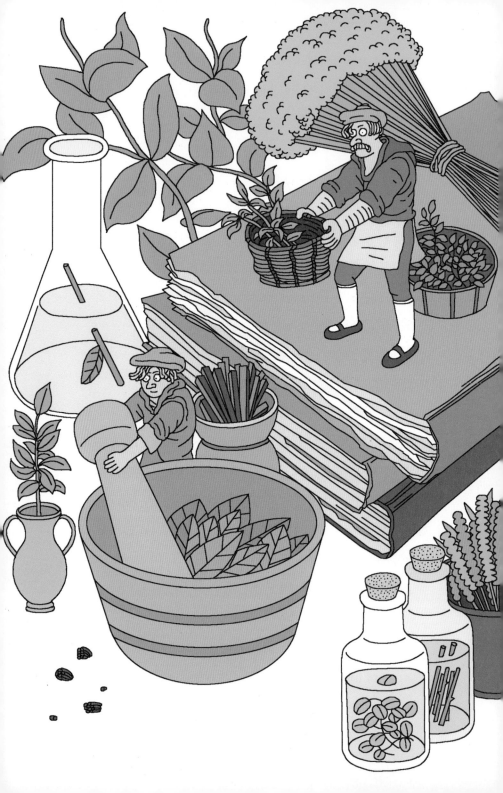

도 과학적인 접근이 이루어졌다. 즉 어떤 증상에 사용되는 특정한 식물 속에 어떠한 화학물질이 있는지를 분석하기 시작했고, 어떤 화학성분이 특정한 질병 치료에 효과가 좋은지 연구되었다.

그 결과 질병에 효과적인 화학물질은 약물로 개발되었다. 천연약물에서 개발된 대표적인 현대 의약품이 앞에서 설명했던 '페니실린'이다. 그 이후에도 많은 약물이 식물에서 추출되거나, 화학적 반응을 통해 만들어지고 있다.

최근에는 거의 모든 질병 치료에 효과가 좋은 약물이 개발되어 있다. 아직 치료제가 개발되지 못한 대표적인 질병은 바이러스에 의한 감염병이다. 현재 바이러스에 의한 감염병을 치료하는 약물은 일부만 개발에 성공한 상태이다.

크기가 아주 작은 바이러스는 세균이나 곰팡이 등과 함께 미생물이라고 부르는데, 세균은 크기가 1마이크로미터 정도이고, 바이러스는 세균의 1/10 정도의 크기다. 세균은 일반적인 세포와 같은 구조이지만, 바이러스는 DNA 또는 RNA라고 부르는 유전자 성분으로만 구성된 아주 단순한 구조이다. 하지만 소위 '돌연변이mutation' 현상이 수시로 생겨 성질이 달라진다.

코로나19도 코로나바이러스라는 종류 중 하나가 우리 몸에 들어온 다음 우리 세포 속에서 숫자를 늘리면서 열, 인후통, 기침 등의 증상을 일으킨 것이다. 코로나19 바이러스 역시 우리 세포 속에서 계속 돌연변이를 일으키고 있다.

이렇게 성질이 계속 변화되기 때문에 바이러스를 없애는 치료 약물을 개발하는 것은 쉽지 않다. 대신 백신을 맞아 우리 몸에 있는 면역기능이 코로나바이러스와 싸우도록 하고 있으나, 백신도 계속 변화되는 바이러스의 구조에 맞추어야 하는 어려움이 있다. 그렇지만 과학자와 의학자들의 지속적인 연구는 몇 십 년 안에 모든 바이러스 감염병을 치료할 수 있는 약물을 개발할 수 있을 것이라 예측한다.

수술 치료의 발달과 미래 🩺

질병으로 우리 몸을 구성하는 조직에 구조적인 문제가 생겨 약물치료만으로는 어렵거나 시간이 오래 걸리는 경우에는, 수술로 문제가 있는 조직을 제거하거나 교정한 다음, 약물치료를 하게 된다. 가장 대표적인 질병은 우리 몸 조직을 구성하는 세포가 비정상적인 세포로 변화된 종양 또는 암이다. 양성 종양은 세포가 이상하게 자라난 것이므로 수술로 제거하면 된다. 악성 종양인 암의 경우에도 일찍 발견하면 수술만으로 완치할 수 있고 필요하면, 수술 후 항암 약물치료를 하게 된다.

30여 년 전까지만 해도 위나 대장을 수술할 경우, 수술 칼로 복부를 절개해야 했으므로 큰 흉터가 남곤 했다. 하지만 1990년 대부터 내시경이 발달하면서 작은 절개만 하고 내시경을 복강 속으로 넣어 위나 대장 등을 잘라내는 내시경수술이 발달하게 되었다. 내시경수술의 장점은 흉터 크기가 작고 아주 좁은 공간의 수술도 가능하다는 점이다. 기존에는 좁은 공간을 수술할 경우 의사의 양손이 들어가기 어려워 어쩔 수 없이 많은 피부를 잘라내야 했기 때문에 내부 조직도 손상을 입을 수밖에 없었다. 하지만 내시경의 끝에 있는 작은 칼, 가위, 전등, 카메라를 이용하면 아무리 좁은 공간의 수술도 조직 손상이 적은 상태로 마칠 수 있게 되어 회복하는 기간도 줄어든다.

요즘은 로봇을 이용한 수술도 늘어나고 있다. 아직은 로봇이 스스로 수술하는 것은 아니고, 의사가 로봇을 조정하면서 로봇에 연결된 내시경과 수술 도구를 이용해 하는 것이 보편적이다. 내시경수술과 마찬가지로 환자의 피부를 아주 조금만 절개해도 되므로 내부 조직의 손상도 적고 회복이 빠르다.

또한 손으로 직접 수술하는 것에 비해 좁은 부위의 수술이 가능하고, 손보다 더욱 정교한 작업을 수행하는 로봇을 이용하므로 미세한 수술에 훨씬 유리하다. 현재는 로봇수술이 적용되는 분야가 많지 않지만, 수술용 로봇이 계속 개발되고 있으므로 로봇수술은 앞으로 더욱 늘어날 것이다.

디지털 헬스케어와 원격의료

과학지식과 기술이 발달하면서 인류의 생활에는 많은 변화가 생겼다. 그중에서도 큰 변화는 1980년대 후반부터 개인용 컴퓨터가 보편화된 것이다. 특히 1991년 최초의 서비스를 시작한 인터넷world wide web, www과 홈페이지는 가장 현대 문명을 대표하는 발명이라 할 수 있다.

우리가 매일 필수품으로 이용하고 있는 스마트폰은 2007년 애플사의 스티브 잡스가 최초로 아이폰을 소개하면서 시작되었다. 스마트폰은 한 손에 잡히는 작은 크기지만 그 속에 고성능 컴퓨터, 무선 전화기, 인터넷 통신기기가 모두 들어 있으며 심지어 고성능의 디지털카메라까지 포함하고 있는, 현재 과학기술의 산물이 모두 집약된 기기다.

이에 더해 스마트워치smart watch나 스마트밴드 등 인체 신호를 측정할 수 있는 센서가 장착된 스마트기기도 속속 개발되고 있다. 스마트기기를 손목에 차고 있으면 혈압, 맥박, 혈액 산소포화도 등을 측정해 스마트폰으로 전달하고, 이를 통해 건강상태를 점검할 수 있다. 이렇게 스마트기기를 활용해 건강상태를 점검하고 질병의 발생을 사전에 감지하는 스마트헬스케어 smart healthcare 의 시대가 도래한 것이다.

스마트폰의 등장과 발달은 애플리케이션 application, App이라는 스마트폰용 프로그램의 개발을 불러왔다. 수많은 앱이 개발되었고 의료 분야에 특화된 앱도 많이 사용되고 있다. 특히 코로나19 팬데믹으로 의사가 환자를 직접 만나 진료하지 못하면서, 스마트폰 앱을 활용한 비대면 진료가 가능하게 되었다.

스마트폰을 활용한 비대면 진료는 의사가 멀리 떨어진 곳에 있는 환자를 진료하는 '원격진료 telemedicine'가 시행 중임을 의미한다. 우리나라에서는 비대면 진료가 코로나19 사태에 대응하기 위해 임시로만 허용된 상태이다. 물론 기존에도 교통이 불편하고 의사가 없는 작은 섬마을이나 외진 곳에서 생활하고 있는 사람들을 위해서 원격진료가 일부 허용되고 있었다.

원격진료는 음성통화나 화상통화 등을 이용해 의사가 환자의 상태를 듣고 필요한 질문을 한 후 환자 상태를 진단하고 필요한 치료제를 처방하는 것을 의미한다. 환자의 상태를 음성과 화면으로만 확인하고 다른 진단기기 등을 사용할 수 없으므로 오진의 가능성이 높다. 따라서 환자의 안전을 위해서는 직접 만나서 진찰하고 필요한 진단기기를 활용해 진료하는 것이 원칙이다.

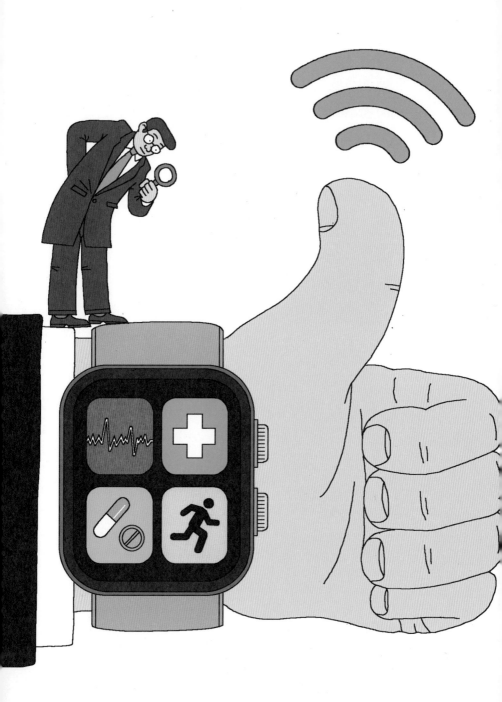

하지만 환자의 안전을 보장하면서 원격진료의 장점을 높여나가기 위한 제도와 체계를 세워간다면 머지않은 미래에 원격진료가 활성화될 수도 있을 것이다. 특히 스마트폰 앱을 이용한 의료 플랫폼의 편리함에 인공지능 기술이 적용되어 의료정보의 정확성을 높여간다면 원격진료는 더욱 발전할 가능성이 높다. 디지털 기기를 활용한 헬스케어와 원격진료가 보편화되는 것도 그리 먼 미래의 일은 아닐 것이다.

수술복은
왜 초록색이나 하늘색일까?

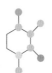

　　의사나 간호사들이 수술실에서 입는 수술복은 초록색이나 하늘색이다. 과거에는 전부 초록색이었지만 최근에는 하늘색 수술복도 많이 이용하고 있다. 수술복의 색을 결정하는 데 있어서 핵심적인 요소는 수술복에 피가 묻었을 때 붉은색을 얼마나 잘 상쇄시키는가이다. 수술을 하다 보면 어쩔 수 없이 피를 볼 수밖에 없는데, 낭자한 붉은 피는 누구에게나 부담스럽기 때문이다.

　　수술복이 검은색이나 붉은색이라면 피가 눈에 띄지는 않겠지만 환자가 보기에 편안한 색이 아니다. 자칫 하면 불안감을 줄 수도 있다. 흰색은 익숙한 의료진의 옷이긴 하지만 피가 묻으면 너무 강렬하게 드러나므로 당연히 피해야 한다. 결국 파란색과 노란색이 섞인 초록색이 가장 무난하기 때문에 오랫동안 수술복으로 이용되었다. 초록색 수술복은 붉은색의 피가 묻으면 검은색으로 변해 덜 자극적이고, 사람들이 가장 편하게 느끼는 색도 바로 초록색이기 때문이다.

　　요즘은 파란색 계통의 하늘색 수술복도 많이 사용한다. 파란색은 붉은색의 피가 묻으면 보라색으로 변한다. 초록색과 마찬가지로 파란색은 사람들이 편하게 느끼는 색 중 하나이다. 특히 하늘색의 경우, 효과는 파란색과 같으면서 조금 더 편하게 입을 수 있는 장점이 있다.

한 발 더 나아가 초록색과 하늘색 이외에 보라색 수술복을 이용하는 병원도 있다. 병원마다 나름의 다양성을 추구한 것으로 이해하면 된다.

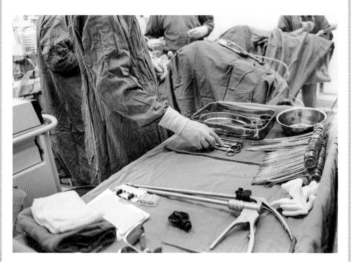

붉은 피의 색을 상쇄시켜 주는 초록색 수술복

6

의사가 되고 싶은
청소년들에게

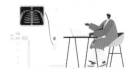

　모든 사람들이 건강하게 살아가고, 질병을 조기에 진단받고 치료받기 위해서는 의학을 공부한 의사들이 도움이 절대적으로 중요하다.

　역사적으로 살펴보면 중세시대에는 종교와 철학을 중요하게 여겼고 사람을 치료하는 의사를 단순한 기술자 정도로 취급했다. 1600년을 전후해 과학적 사고에 눈뜨면서 사람들은 모든 자연의 원리를 신의 뜻으로 이해하던 종교적 개념에서 벗어나 자연을 과학적으로 해석하고 분석하기 시작했다. 이에 따라 과학과 의학이 빠르게 발전했고 우리가 질병에 걸리는 이유 역시 신의 노여움 때문이 아니라 과학적 이유가 있음을 알게 되었다.

시간이 흐르면서 점차 수학, 물리학, 화학, 생물학 등 자연과학의 중요성이 강조되었고, 자연과학을 응용한 공학과 의학의 가치도 달라졌다. 사람들은 점차 질병을 과학적으로 분석해 진단하고 치료법을 제시해 주는 의사에 대한 기대와 존경심을 가지기 시작했다.

인류는 긴 역사 속에서 수많은 전쟁을 겪었고 현재도 진행 중이다. 많은 사람의 목숨을 앗아간 전쟁을 거치면서 의학기술은 더욱 빠르게 발전했다. 지금은 과거보다 의사에 대한 존경심은 다소 줄었지만 생명을 다루는 일을 하는 의사의 전문성은 여전히 인정받고 있다.

미래에도 의사의 중요성과 역할은 더욱 커질 것으로 예측된다. 인공지능이 발달하고 로봇기술이 발달하면서 의사의 역할을 도와주거나 대신하는 수단은 점점 많아질 것이다. 하지만 우리의 몸을 치료하는 것을 인공지능이나 로봇에 맡기고 싶은 사람은 거의 없다. 특히 현대사회가 복잡해지면서 신체적인 질병 외에 정신적 질병도 증가할 가능성이 높다. 이런 점에서 질병을 진단하고 환자를 치료하고, 수술을 통해 환자의 생명을 구하는 의사에 대한 중요성과 역할은 앞으로도 계속될 수밖에 없다.

의과대학 입학을 위해 필요한 것 🔬

요즘은 의과대학의 인기가 아주 높아 수능 성적 최상위 학생들이 의대에 입학한다. 우리나라 의과대학의 입학 정원이 3,000명이므로 간단히 성적만으로 말하면, 전국에서 3,000등 안에 드는 수능 성적을 받아야 입학이 가능하다는 계산이 나온다.

그렇다면 훌륭한 의사가 되려면 성적만 최상위면 되는 걸까? 그렇지는 않다.

물론 우리나라 대학입시의 특성상 고등학교 때의 성적이 절대적이고, 의과대학 공부를 위해서는 학업능력이 뛰어나야 하는 것도 분명하다. 그러나 고등학교 성적이 좋아서 의과대학에 입학했다고 모두 훌륭한 의사가 되는 것은 아니다. 공부가 적성에 맞지 않아 고민하는 경우가 많기 때문이다. 공부에 적응하지 못하면 성적이 떨어질 수밖에 없고, 그러다 보면 중간에서 포기하는 경우도 생긴다. 힘들게 공부해 입학했음에도 중간에 그만두는 모습을 보면 안타까운 마음이 크다.

이를 방지하기 위해서는 무엇보다 자신이 정말 의사가 되고 싶은 이유는 무엇인지, 의과대학 공부에 잘 맞고 잘 적응할 수 있는지, 나중에 의사라는 직업으로 만족하면서 살아갈 수 있는지를 판단하고 고민하는 과정이 필요하다. 그렇다면 의과대학에 적합

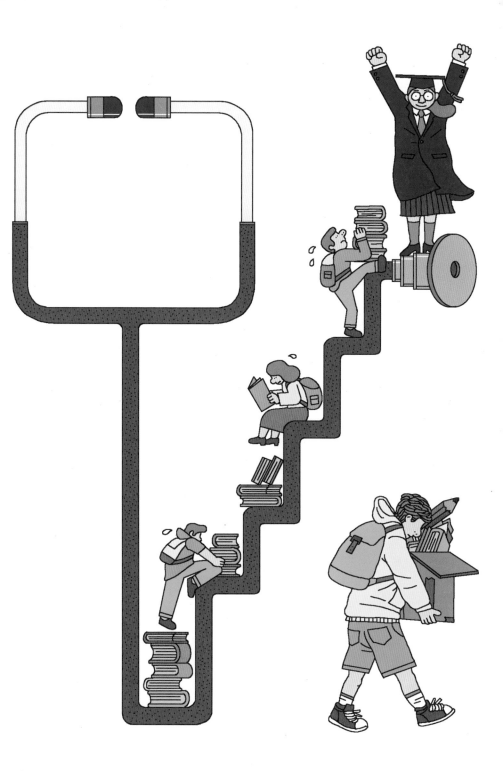

한 적성은 무엇일까?

의사에 적합한 적성과 특기

첫 번째 필요한 요소는 바로 적성과 특기이다. 학업능력은 당연히 중요하다. 하지만 학업능력만 있다고 의과대학을 잘 마치고 의사로서 만족스러운 인생을 살아갈 수 있는 것은 아니다. 대학 입시에서 우수한 성적을 받아 의과대학에 입학했지만 수업^{강의}에 불성실하거나 성적이 좋지 않아 같은 학년을 다시 다녀야 하는 유급생의 수가 5~10%나 된다. 이들은 모두 고등학교에서 최상위 성적을 받은 우수한 학생들인데 어쩌다가 이렇게 되었을까? 그 이유는 의과대학에서 배우는 과목과 내용이 적성에 맞지 않기 때문이다.

적성이란 그 학과에서 배우는 내용이 흥미 있고, 관련 직업이 하는 일에 재미를 느끼는 것을 말한다. 앞에서 살펴본 것처럼 의학은 우리 몸의 구조와 기능을 이해하고, 질병의 원인과 약물을 배운 다음, 여러 질병을 진단하고 치료하는 지식과 기술을 배우는 학문이므로 기본적으로 생물학 또는 생명과학의 한 분야이다.

따라서 의과대학에서 배우는 과목은 생물학^{생명과학}적인 내용이 대부분이고, 그 외에 생명현상의 원리를 이해하고 약물의 종류와 원리를 이해하고 질병의 진단과 치료에 사용되는 기기의 작동법을 이해하기 위한 물리학과 화학으로 정리해 볼 수 있다.

즉 중학교와 고등학교에서 배우는 과목을 기준으로 생각하면, 생명과학이 가장 의학과 가까운 과목이고 그 외에 물리와 화학이 비교적 가까운 편에 속한다. 만약 자신이 생명과학 수업을 다른 과목보다 재미있게 느꼈다면 의학이 적성에 맞다고 보면 된다.

보통 수학과 물리를 좋아하고 재미를 느끼면 공학 분야가 적성에 맞고, 화학에 흥미가 있으면 약학 분야가 맞으며, 생명과학을 공부하는 것이 즐겁다면 의학, 치의학, 한의학, 간호학의 의학 분야 전체가 모두 적성에 잘 맞는 것이다.

우리나라 대학입시는 경쟁이 대단히 치열하다. 입시에서 변별력을 갖기 위해 학과별로 적절한 적성과 무관하게 어려운 과목인 수학을 잘해야 입학에 유리한 것이 현실이다. 의과대학 입학을 희망하는 학생들도 높은 성적을 받기 위해 수학을 열심히 공부할 수밖에 없다. 하지만 수학 실력은 의과대학 적성과는 거리가 있다. 실제로 수학과 물리를 좋아하고 재미있어 하지만, 생명과학에 관심이 없는 학생들은 의학 계열에 입학한 후, 수업에 흥미를 느끼지 못해 힘들어하는 경우가 많다.

물론 억지로 참으면서 공부할 수는 있지만 졸업한 후에 의사라는 직업에 만족하지 못할 수 있다. 전공 선택은 자신의 직업과 진로를 선택하는 과정이므로, 적성과 특기를 반드시 고려해 선택해야 한다.

두 번째 필요한 요소는 다른 사람을 이해하는 능력, 대화하는 능력, 봉사하는 능력이다. 의과대학 공부는 생명과학 중에서도 사람에 대해 깊이 있게 배우는 것이고 의사는 평생 동안 아픈 사람을 만나야만 하는 직업이기 때문이다. 똑같은 의사라도 환자의 고통을 잘 이해하고, 환자와 원만하게 대화하며, 다른 사람을 돕고자 하는 봉사 정신이 큰 경우, 의사로서의 직업 만족도가 아주 높다. 환자들로부터도 좋은 평가를 받는다.

반면 그렇지 못한 의사라면 만족도는 당연히 낮을 것이다. 물론 의사의 진로는 앞에서 본 것처럼 상당히 다양하기 때문에 환자를 진료하는 것이 싫다면 환자를 직접 만날 필요가 없는 전공을 선택할 수 있기는 하다. 그러나 의사는 기본적으로 환자를 진료하는 직업이므로 의과대학 교육에서도 환자와 대화하고 환자를 이해하는 교육을 강화하고 있다.

몇 년 전에 실시한 조사 결과에 따르면 대학교에 입학한 1, 2학년 중 전공 학과를 잘못 선택했다고 느끼는 비율이 50%를 넘

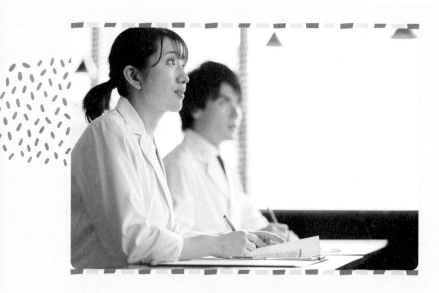

수업 중인 의과대학생들

의과대학은 의사가 되기 위한 길이고 경제적인 여유와
환자에게 존경도 받을 수 있는 좋은 직업이다.
하지만 아무리 남들이 좋다고 하는 직업이어도
자신과 적성이 맞지 않는다면 그것만큼 괴로운 일도 없다.

는 것으로 나타났다. 대학생들 중 반 이상이 전공 공부에 흥미도 없이 억지로 다니고 있다는 것이다. 이것은 졸업 후 직업생활 역시 어려울 수 있음을 의미한다.

의과대학은 의사가 되기 위한 길이고 경제적인 여유와 환자에게 존경도 받을 수 있는 좋은 직업이다. 이 때문에 많은 학생들과 학부모가 의과대학 입학을 원하고 있다. 하지만 아무리 남들이 좋다고 하는 직업이어도 자신과 적성이 맞지 않는다면 그것만큼 괴로운 일도 없다. 누구나 한번 사는 인생이므로 진로는 신중하게 선택해야 한다.

공부 집중도를 높이기 위한 뇌과학 원리

능력 있는 의사가 되기 위해서 학업능력은 매우 중요하다. 하지만 이것을 고등학생 때처럼 공부하는 거라고 생각해서는 안 된다. 고등학생 때는 학교나 집, 학원에서 다소 강제적으로 학습하는 경우가 많다. 그러나 대학교 공부는 이와는 다르다. 게다가 의과대학은 학습해야 할 과목이 아주 많고, 이해하고 암기해야 할 내용도 많기 때문에 스스로 학습하는 습관이 되어 있지 않다면 수업을 따라가기 힘들다.

따라서 청소년 때부터 스스로 자율적으로 공부하는 습관을 들이는 것이 아주 중요하다. 당장 성적이 급하기 때문에 사교육에 의존할 수밖에 없는 것이 현실이지만, 누군가가 시켜서 공부한다는 생각은 바꾸어야 한다. 자신이 꿈꾸던 의사가 된 모습을 상상하고, 떠올리면서 동기부여 하는 방법이 가장 좋다.

우리가 어떤 과목을 공부하고, 그 내용을 이해하고 암기한다는 것은 모두 뇌가 하는 일이다. 공부하기 위해서는 뇌가 눈으로 글씨를 보도록 명령하고, 귀가 소리를 듣고 해석하도록 명령하며, 보고 들은 내용을 뇌에 저장된 정보를 이용해 해석하고, 해석된 정보를 뇌의 해마라는 부위에 단기적으로 저장해야 한다. 이것이 단기기억이다. 그 다음 반복 학습을 통해 대뇌겉질이라는 부위에 장기적으로 저장시켜야 장기기억이 완성된다. 이렇게 장기기억으로 저장되어야 나중에 시험을 볼 때 다시 생각해낼 수 있다.

지나가는 차의 번호판 숫자나 누군가의 전화번호를 잠시 몇 초 또는 몇 분간 외우는 것이 단기기억이다. 이런 단기기억은 집중해서 반복하지 않으면 곧 기억에서 사라져 버린다. 그런데 마음에 드는 친구의 전화번호니까 잊지 말고 꼭 기억해야겠다는 동기 부여가 뇌를 자극하면 그 번호를 잊어버리지 않기 위해 몇 번을 반복해서 암기하게 되고, 몇 시간 뒤에 다시 기억을 떠올려서 확인하는 과정까지 반복하면 몇 개월이 지나도 잊어버리지 않는 장기기억이 되는 것이다.

우리가 공부한 내용을 제대로 기억하지 못하는 이유는 크게 세 가지다.

첫째, 단기기억을 반복하지 않아 장기기억으로 바꾸지 못했거나 둘째, 단기기억이 강하게 뇌를 자극하지 못해 금방 사라졌거나 셋째, 단기기억을 반복해 저장했으나 장기기억이 대뇌겉질에 남지 못했기 때문이다.

각각의 이유를 살펴보면, 첫 번째는 주로 집중하지 못하고 멍한 상태로 공부하기 때문에 생긴다. 멍한 상태라면, 학습 내용 중에서 암기해야 할 부분을 감지했어도 단기기억을 반복하는 과정을 깜박 하고 그대로 시간을 흘려보내게 되므로 공부한 시간이 길어도 기억이 나지 않는 것이다.

두 번째는 누구에게나 자연스러운 현상이다. 우리 뇌에 쓸데없는 기억이 모두 저장되면 뇌가 감당할 수 없는 상태가 되기 때문이다. 그런데 간혹 지나가는 차의 번호판 숫자를 슬쩍 본 것뿐인데도 아주 오래 기억에 남는 경우가 있다. 공부도 마찬가지다. 아주 흥미로운 내용이라서 뇌가 자극되거나 또는 뇌가 명료하게 깨어 있을 때는 잠깐 보거나 들은 내용이 저절로 장기기억으로 저장되는 경우가 있다. 따라서 효율적인 학습을 위해서는 뇌를 잘 깨어 있는 상태로 유지하는 게 중요하다.

세 번째는 단기기억을 반복해 저장했으나 장기기억이 대뇌겉질에 남지 못하고 사라지는 경우인데, 주로 수면이 부족한 상태로 공부할 때 나타난다.

우리의 뇌는 수면-각성 주기sleep-wake cycle를 반복하는데 낮 동안은 각성 주기에 있으면서 공부와 운동 등 많은 활동을 하므로 뇌세포 속에 노폐물이 쌓이면서 피로도가 높아진다. 밤이 되면 뇌는 수면 주기로 들어가 뇌세포들이 충분한 휴식을 취하면서 노폐물을 제거하고 피로도가 없는 상태로 회복되도록 만든다. 이러한 수면과 각성이 24시간을 주기로 반복되면서 뇌의 활동과 휴식이 이루어진다.

의학적으로 24시간의 수면-각성 주기 중에 수면 주기로 가장 적절한 시간은 7~8시간이다. 즉 이 정도 시간은 잠을 자야 낮의 각성 주기 동안 뇌세포에 쌓인 노폐물을 충분히 제거하고 피로도를 없앨 수 있고, 뇌 이외의 다른 장기와 조직 세포도 휴식을 취할 수 있다. 우리 뇌의 기억 원리를 생각하면 부족한 잠은 오히려 도움이 되지 않을 수도 있다.

예비 의과대학생들에게 바라는 글

많은 청소년들이 의과대학 입학을 꿈꾸고 의사가 되고 싶어 한다. 앞에서 살펴본 것처럼, 의과대학에 입학하기 위해서는 자신의 적성과 특기를 잘 판단하고 충분한 학업능력을 갖추어야 한다.

중학교 시절부터 적성과 특기를 잘 파악해 의학 분야가 적합하다고 판단하면 진로를 확고히 정하고, 고등학교에 입학한 후 그 진로에 맞춰 자신의 적성과 특기를 제대로 보여줄 수 있는 각종 활동을 수행해야 한다. 고등학교 1학년부터 3년 동안 꾸준히 의과대학 진로를 준비해 온 학생과 3학년 때 급하게 준비한 학생을 입시 평가위원들이 볼 때 그 차이는 명확하게 구분되기 때문이다.

물론, 의과대학에 입학한다 해도 수업내용을 잘 따라가기 위해서는 충분한 학업능력은 기본이라는 점을 잊지 말아야 한다. 아무리 적성과 특기가 맞는다 해도 학업능력이 부족하면 의과대학에 적응하기 어렵다. 학업능력을 높이기 위해서는 자신의 의지와 목표 의식이 중요하다. 아직 중학생이라면 준비할 시간은 충분하다. 지금부터라도 차근차근 노력해 도전해 보기를 권하고 싶다.

한국 의학 드라마

굿닥터 : 대학병원 소아외과 의사들의 삶

골든타임 : 종합병원 응급실과 중증외상 환자 치료

낭만닥터 김사부 : 지방의 작은 병원의 응급실에서 벌어지는 흥미
진진한 이야기들

싸인 : 국립과학수사연구원 안의 법의학자들의 에피소드

영혼수선공 : 정신건강의학과 의사들의 고군분투를 다룬 드라마

외과의사 봉달희 : 흉부외과 레지던트 1년차들의 수련기

의사 요한 : 흔치 않은 마취통증의학과 의사들이 등장하는 휴먼
드라마

외국 의학 드라마, 영화

그레이 아나토미 Grey's Anatomy : 미국 드라마, 외과의사들의 일과 사랑

뉴 암스테르담 New Amsterdam : 뉴욕의 오래된 공립병원의 실화를 바탕으로 만들어진 드라마

썸딩 더 로드 메이드 Something The Lord Made : 2004년 미국 영화. 꿈을 이뤄가는 흑인 의사의 이야기

아웃브레이크Outbreak : 1995년도 미국 영화. 바이러스 감염병을 다룬 SF

ER : 미국 드라마. 종합병원 응급실에서 벌어지는 레지던트들의 이야기

에일리어니스트Alienist : 영국 드라마. 정신건강의학과 의사와 경찰이 벌이는 수사극

패치 아담스 Patch Adams : 1998년 미국 영화. 진정한 의사의 길을 찾아간 괴짜 의사

의사로서의 삶에 대한 책들

국경 없는 의사회 / 데이비드 몰리 / 파라북스

골든아워 1, 2 / 이국종 / 흐름출판

나는 공중보건의사입니다 / 김경중 / 행성B

뉴욕 정신과 의사의 사람 도서관 / 나종호 / 아몬드

세계사를 바꾼 17명의 의사들 / 황건 / 다른

숨결이 바람 될 때 / 폴 칼라니티 / 흐름출판

아픔이 길이 되려면 / 김승섭 / 동아시아

어느 날, 죽음이 만나자고 했다 / 정상훈 / 웅진지식하우스

의사가 되려고요 / 김민규 / 설렘

의사가 뭐라고 / 곽경훈 / 에이도스

만약은 없다 / 남궁인 / 문학동네

타임 아웃 /오흥권 / 아토포스

생명의 시작과 끝을 마주하는 과학적 탐구

처음 의학

초판 1쇄 발행 2022. 9. 5.
초판 3쇄 발행 2023. 6. 15.

지은이	조영욱
발행인	이상용
발행처	봄마중
출판등록	제2022-000024호
주소	경기도 파주시 회동길 363-15
대표전화	031-955-6031
팩스	031-955-6036
전자우편	bom-majung@naver.com

ISBN 979-11-92595-01-6 43510